宫颈癌就医指南

主编　高国兰

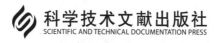
科学技术文献出版社
SCIENTIFIC AND TECHNICAL DOCUMENTATION PRESS
·北京·

图书在版编目（CIP）数据

宫颈癌就医指南/高国兰主编. —北京：科学技术文献出版社，2015.3
ISBN 978 - 7 - 5023 - 9715 - 9

Ⅰ.①宫⋯　Ⅱ.①高⋯　Ⅲ.①子宫颈疾病—癌—诊疗　Ⅳ.①R737.33

中国版本图书馆 CIP 数据核字（2014）第 301313 号

宫颈癌就医指南

策划编辑：丁坤善　　　责任编辑：丁芳宇　　　责任校对：赵　瑗　　　责任出版：张志平

出　版　者　科学技术文献出版社
地　　　址　北京市复兴路 15 号　　邮编 100038
编　务　部　(010)58882938，58882087（传真）
发　行　部　(010)58882868，58882874（传真）
邮　购　部　(010)58882873
官 方 网 址　www.stdp.com.cn
发　行　者　科学技术文献出版社发行　全国各地新华书店经销
印　刷　者　北京厚诚则铭印刷科技有限公司
版　　　次　2015 年 3 月第 1 版　2015 年 3 月第 1 次印刷
开　　　本　710×1000　1/16
字　　　数　198 千
印　　　张　10.75
书　　　号　ISBN 978 - 7 - 5023 - 9715 - 9
定　　　价　48.00 元

主编介绍

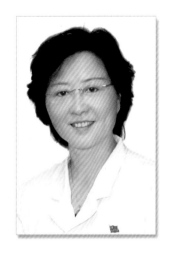

高国兰，女，主任医师，教授，博士生导师。现任航空总医院院长兼妇产科主任。担任中国抗癌协会副理事长、中国抗癌协会妇科肿瘤学专业委员会副主任委员、中国抗癌协会临床肿瘤学协作中心（CSCO）执委会委员、中华医学会肿瘤学分会常务委员及妇科肿瘤专业学组组长、中华医学会妇科肿瘤学分会委员、北京医学会血栓性疾病分会副主任委员、国际妇产科联合会委员、国际妇科肿瘤学会委员；担任中华医学科技奖第三届评审委员会委员，是中华医学会医疗鉴定专家库成员、卫生部"健康中国2020"战略规划研究专家，享受国务院特殊津贴。担任《国际妇科肿瘤杂志》中国版、《中华妇产科杂志》等全国13种杂志的主编、编委；任《妇产科学》等全国规划教材的编委。

多年来一直耕耘于妇产科领域，为国内著名妇产科专家与领军人物。擅长妇产科各种常见病、疑难杂症和妇科肿瘤的诊治，精通妇科腹腔镜、宫腔镜及各种复杂大型手术。成功完成备受关注的亚洲首例渐冻人孕妇剖宫产手术和国内首例高位截瘫孕妇剖宫产手术。在妇科肿瘤的规范化诊治、体外药敏及肿瘤切除与整形结合方面颇有建树。

注重科研与学术结合，在妇产科领域取得了丰硕成果。先后主持多项"十一·五"国家科技支撑计划课题和国家自然科学基金项目，并获得多项科技成果奖。

编 委 会

中华医学会肿瘤学分会
妇癌专业学组简介

中华医学会肿瘤学分会妇癌专业学组是中华医学会肿瘤学分会下属的专科学组之一，是全国性妇科肿瘤学术交流组织。学组组长由中国医科大学航空总医院高国兰教授担任，学组委员由全国各个省市大型医疗中心、肿瘤医院妇瘤科及妇产科专家组成。

妇癌专业学组致力于团结和组织全国广大妇科肿瘤学工作者，通过搭建学术交流与合作平台，进一步规范妇科肿瘤疾病的临床诊疗行为，凝聚医院间的协作共识，促进专业水平的共同提升，为推进妇科肿瘤事业的健康发展做出贡献。

近年来，在中华医学会肿瘤学分会大力支持下，妇癌专业学组多次成功组织召开全国性妇科肿瘤大型学术会议，为妇科肿瘤专家及中青年医师们创建了深入学习、广泛交流与展示才能的平台。

地址：北京市朝阳区安外北苑 3 号院（航空总医院办公楼）
联系电话：010－59520088

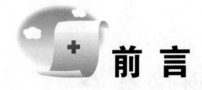

前 言

　　妇科肿瘤已成为妇科常见病，严重威胁着妇女的生命健康。在妇女的各种恶性肿瘤中，宫颈癌的发病率仅次于乳腺癌，居第二位，且年轻患者的比例在近年有明显上升的趋势。

　　疾病的治疗与康复除医护人员外，患者及其家属也扮演着重要角色。裘法祖院士说过："一个医学专家要做两件事，一是要做个好医生，并将科学研究搞上去；二是要做科普工作，将普通医学常识教给老百姓，很重要。"与其他癌症不同，宫颈癌是目前人类所有癌症中唯一病因明确、唯一可以早期预防和治疗、唯一可以消灭的癌症。老百姓掌握宫颈癌早期筛查及防治常识非常重要。广大患者，以及患者家属需要一部全面、详尽、通俗易懂地介绍宫颈癌科普知识的参考书，因此，我们组织了全国各地妇科肿瘤专家、学者共同编写了此书。

　　本书分上下两篇。上篇为科普知识，问答形式；下篇为专家介绍，重点介绍全国范围内40余位知名妇科肿瘤学专家。图书内容从宫颈癌的病因与发病机制讲起，介绍了宫颈癌的临床症状及检查方法，论述了宫颈疾病的"三阶梯"诊断流程，阐明了宫颈癌的治疗方法，并对宫颈癌患者的营养饮食、生活保健与护理、运动与康复提供了合理建议，重视宫颈癌的预防。本书给广大宫颈癌患者提供了更多的健康指导，有利于患者生活质量的提高与疾病的康复，也可引导患者科学就医、理性就医，有针对性地选择合适的医院和专家。

　　本书的编者均为多年奋斗在妇科肿瘤临床、教学、科研第一线的专家及学者，精通宫颈癌的诊治，熟悉宫颈癌患者的医学知识盲点。专家们在日常工作十分繁忙的情况下，不辞辛苦，为编写本书付出了很大努力，对以上各专家、学者为本书做出的贡献在此致以衷心的感谢。

　　本书虽然出版了，但不足和疏漏之处在所难免，恳请读者批评指正，以期在今后补充、修改完善。

2014 年 7 月 17 日

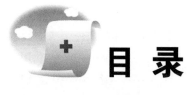

目 录

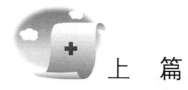

上 篇

宫颈癌科普知识

第一部分 宫颈癌的概述

1. 什么是宫颈癌？

宫颈癌是最常见的妇科恶性肿瘤，是发生在宫颈组织的浸润癌，是宫颈病变最严重的程度。宫颈病变从宫颈上皮内瘤变（cervical intraepithelial neoplasia，CIN）到宫颈原位癌（宫颈上皮内瘤变Ⅲ），宫颈早期镜下微小浸润癌，一直到宫颈浸润癌是循序渐进的病变，是宫颈癌发生的连续病变。近年来其发病有年轻化的趋势。由于近几十年国内、外均普遍开展宫颈细胞学筛查，使宫颈癌和癌前病变得以早期发现和治疗，宫颈癌的发病率和死亡率已有明显下降。宫颈的常规筛查可以预防宫颈癌的发生。宫颈癌是可防可治的。

2. 我国宫颈癌的患病状况如何？

根据世界范围内统计，每年约有 50 万左右的宫颈癌新发病例，占所有癌症新发病例的 5%。每年的宫颈癌新发病例中，80% 发生在发展中国家。我国宫颈癌发病率为 14.6/10 万，死亡率为 9.98/10 万，在世界各国中处于偏高水平。我国宫颈癌的分布主要在中部地区，不论省、区、市或县的分布都有聚集现象，且农村高于城市，山区高于平原。90 年代死亡抽样调查结果显示：宫颈癌死亡率超过 5/10 万以上的地区有甘肃、山西、陕西、湖南、江西、内蒙古等省区，形成一个自北向南的高死亡条形地带。死亡率较低的有天津、上海、北京等大城市，以及黑龙江、吉林和云南等省。

我国随着宫颈癌筛查工作的进展及妇女保健意识的提高，早期宫颈癌患者的比例越来越高。由于宫颈癌有较长癌前病变阶段，宫颈细胞学检查可使宫颈癌得到早期发现与早期治疗，宫颈癌发病率近年明显下降，死亡率也随之明显下降。由于宫颈癌的病因是人乳头瘤病毒（HPV）感染，高危 HPV 感染的持续存在，加上患者的个体化因素，宫颈癌年龄分布呈双峰状，35～39 岁和 60～64 岁，平均年龄 52.2 岁，近年 40 岁以下的年轻妇女中发病率有增高趋势。中国的宫颈癌发病率为 14.6/10 万，在全球排名第二位。在我国，每年有 13 万名女性被发现患上宫颈癌，更令人叹惜的是，每年约有 3 万名女性死于宫颈癌。宫颈癌是女性最常见的恶性肿瘤之一，严重影响妇女身心健康、威胁生命，发病率位于妇科肿瘤的第二位，在一些发展中国家甚至居于首位。

3. 哪些人群容易患宫颈癌?

宫颈癌病因较为明确，与人乳头瘤病毒（HPV）持续感染密切相关。该病毒种类繁多，与生殖道黏膜感染相关者至少 30 余种，妇女感染率高达 80%，但大多数能够自然清除，少数持续感染。宫颈癌的病因是多因素的，和多个相互依赖的社会因素之间呈正相关，起决定作用的常见因素是过早开始规律的性生活并持续接触多个性伴侣。文献报道吸烟是一个独立的危险因素，维生素缺乏可能在宫颈癌的发生中也起一定的作用。随着科学的发展，宫颈癌特别是浸润性宫颈癌的发生下降了，但早期宫颈癌的发生，特别是年轻化趋势十分明显，这和人乳头瘤病毒感染有明确关系，患宫颈癌的危险因素（易患人群）包括：

（1）有多个性伴侣的妇女，或其男性性伴侣有多个性伴侣。
（2）初次性交年龄低的妇女。
（3）其男性性伴侣有其他患宫颈癌的性伴。
（4）现在或既往有人乳头瘤病毒（HPV）感染；或尖锐湿疣；或两者皆有的妇女。
（5）现在或既往有单纯疱疹病毒感染的妇女。
（6）感染艾滋病（HIV）的妇女。
（7）患有其他性传播疾病的妇女。
（8）有免疫过度的妇女（或已接受肾移植的妇女）。
（9）吸烟或滥用其他物质者，包括酒精。
（10）有宫颈上皮内瘤变史或子宫内膜癌、阴道癌、外阴癌病史的妇女。
（11）经济状况低下的妇女。

4. 宫颈癌的高发年龄大概是多少岁? 多大年龄容易得宫颈癌?

宫颈癌的高发年龄段一般是 35～39 周岁和 60～64 周岁两个年龄组，并不代表其他年龄组不会患宫颈癌。近年来其发病有年轻化的趋势。一般 20 岁以前不宜患宫颈癌，但国内有报道最小的宫颈癌年龄为 16 岁。

5. 宫颈癌的种类有哪些?

宫颈癌常见有鳞癌、腺癌和腺鳞癌三种类型。鳞癌是最常见的宫颈癌，占 80% ~85%；腺癌占 15% ~20%；腺鳞癌占 3% ~5%。

（1）鳞癌：按照组织学分化分为Ⅲ级：Ⅰ级为高分化鳞癌；Ⅱ级为中分化鳞癌（非角化性大细胞型）；Ⅲ级为低分化鳞癌（小细胞型），多为未分化小细胞。

（2）腺癌：主要组织学类型有三种：①黏液腺癌：最常见，可分为高、中、低分化腺癌；②恶性腺瘤：又称微偏腺癌，属高分化宫颈管黏膜腺癌。

（3）腺鳞癌：癌组织中含有腺癌和鳞癌两种成分。

镜下早期浸润癌及极早期宫颈浸润性癌的病变，肉眼观察无明显异常，或类似宫颈糜烂样改变，随病变发展，肿瘤可位于宫颈某一处，隆起、发红、发硬、触之易出血。若发生在宫颈管内，一般也不易发现，当癌进一步发展到相当程度，外观表现可有以下四种不同类型：①外生型：最多见，病灶向外生长，呈菜花样，又称菜花型，起初呈息肉样或乳头状隆起，继而发展成向阴道内突出的菜花状赘生物，组织脆，触之易出血，好发于宫颈唇部，扩散性小，常伴有坏死、感染、出血现象，对放射线敏感；②内生型：肿瘤向宫颈深部组织浸润性生长，使宫颈扩张增粗呈桶状，肿瘤容易浸润到宫颈管上方，宫颈肥大且硬，表面光滑或仅见轻度糜烂样改变，症状出现晚，流血少，但侵犯性大，对放射线敏感性差；③溃疡型：上述两种类型继续发展，癌组织破坏宫颈表面，逐渐浸入，肿瘤破坏更多正常组织后坏死脱落，形成凹陷性溃疡或空洞样形如火山口。此型多发于宫颈唇及宫颈管，常可见坏死组织，易合并感染，对放射线尚敏感；④颈管型：最少见，肿瘤发生在宫颈外口内，隐蔽在宫颈管，侵入宫颈管内及子宫峡部供血层及转移到盆腔的淋巴结，不同于内生型，主要向宫颈深部浸润。一般似硬橡皮或木板样硬，对放射线中度敏感。

宫颈癌的第二常见类型为腺癌，约占宫颈癌的 15%，此种类型的癌多发于宫颈管部，并浸润宫颈管壁，当肿瘤生长到一定程度即突向宫颈外口，常侵犯宫旁组织。因病变向宫颈管内生长，宫颈外观可完全正常，但宫颈管膨大呈桶状。显微镜下又分为黏液腺癌和宫颈恶性腺瘤（又称微偏腺癌），后者肿瘤细胞貌似良性，腺体由柱状上皮覆盖，细胞无异型性，表皮为正常宫颈管黏膜腺体，但肿瘤组织常浸润宫颈壁深层，常伴有淋巴结转移。

宫颈癌的第三个类型为腺鳞癌，来源于宫颈黏膜柱状上皮下细胞，占 3% ~

5%，同时含有腺癌和鳞癌两种成分，是储备细胞同时向腺细胞和鳞状细胞分化发展而成。若腺癌有鳞状上皮化生，则称为腺角化癌。近年腺癌发生率逐年上升。

6. 什么是早期宫颈癌？

宫颈癌若能做到早发现、早诊断、早治疗，其治愈率是比较高的。但并不是所有的早期宫颈癌均有可以觉察的征兆。尤其是不少癌前病变的病例，都是在普查中被发现的。但也有一些病例有下列宫颈癌早期症状的表现，应特别注意。

（1）接触性出血：它可能是唯一的早期征兆，指的是在性交、妇科检查及便秘患者用力排便后有很少量的阴道流血。由于这种症状也可见于宫颈糜烂及宫颈息肉，因而易被忽略。

（2）绝经后阴道不规则流血：见于已绝经妇女，流血时不伴有任何痛苦感，因而不易引起患者注意。

（3）阴道分泌物增多：俗称白带增多。可发生于接触性出血征兆之前或之后，以往常强调宫颈癌患者的白带色如草屋的屋漏水，并有强烈的腥臭，但实际上那种白带已是晚期宫颈癌的征兆。而早期宫颈癌的白带一般不伴有这些特点。当患者自我发现上述早期征兆时，应主动到医院找专家进行检查，并做宫颈涂（刮）片检查。这种方法简便易行，诊断的准确性也较高。早期宫颈癌癌肿较小，未发生转移扩散，最有效的治疗手段是手术切除，早期宫颈癌术后根据是否有复发高危因素，辅以放、化疗可提高手术治愈率。

7. 什么是晚期宫颈癌？

宫颈癌的分期为临床分期，病理诊断是金标准，而临床分期的依据是妇科检查，影像学的检查包括 CT、核磁等，只作为治疗方法选择时的依据，但不改变分期，所有宫颈癌的分期，尤其中、晚期的患者，必须由两位副主任医师及以上有经验的医生来进行妇科检查、进行评估，一旦确定分期，治疗过程中不改变分期。2009 年 FIGO 更新了宫颈癌的分期，共分为 4 期，Ⅰ ~ Ⅳ期，一般来说，晚期宫颈癌是指 Ⅰ B$_2$ 期以后的各期宫颈癌，其中 Ⅰ B$_2$ ~ Ⅱ A$_2$ 期为局部晚期宫颈癌，Ⅰ B$_2$ 期是指临床肉眼可见病灶最大直径 >4.0 cm 的宫颈癌，如果妇科检查宫旁情况比较好，若影像学检查出现了不能用肾脏的疾病来解释的狭窄或是肾盂积水，诊断应为Ⅲ期。有病理证实侵犯到膀胱黏膜或直肠黏膜，才能诊断为ⅣA期，有远处转移的为ⅣB期。早期宫颈癌常无症状，也无明显体征，晚期病灶较大表现为多量出血，一旦侵蚀大血管可能引起致命性大出血，晚期患者因癌组织破溃、坏死，继发感染有大量脓性或米汤样恶臭白带。晚期癌根据病灶侵犯范围出现继发性症状，病灶波及盆腔结缔组织、骨盆壁、压迫输尿管或直肠、坐骨神经时，常诉尿频、尿急、肛门坠胀、大便秘结、里急后重、下肢肿痛等，严重时导致输尿管梗阻、肾盂积水，最后引起尿毒症。到了疾病末期，患者可出现消瘦、贫血、发热及全身衰竭。

8. 什么是宫颈上皮内瘤样病变?

宫颈癌有一系列的癌前病变，它的发生、发展是由量变到质变、渐变到突变。宫颈癌前病变的典型形式是非典型增生。非典型增生起源于宫颈鳞柱状交界处移行区的上皮细胞，是同一疾病相连续的不同程度和不同阶段的病变，又被称之为宫颈上皮内瘤样病变（cervical intraepithelial neoplasia，CIN）。CIN 是一组宫颈癌癌前病变的统称，是显微镜下的病变，肉眼外观与宫颈糜烂样改变无法区别，但镜下有不同的表现。主要表现为细胞增生和非典型性的表现，宫颈鳞状上皮表现为上皮层次增多，最主要的是基底细胞增生活跃、成熟不全，出现在上皮全层的下 1/3 ~ 2/3 的层次内，这些增生的细胞极向轻度紊乱，可见核介质细胞和核分裂象。非典型性表现为细胞核增大、深染、大小不等、核位上移并参差不齐，细胞质内分泌物减少或缺失。临床上症状并不特异，一般无明显症状。常为一般宫颈糜烂样改变，局部充血、肥大、息肉形成等宫颈炎症的症状，如白带增多。偶见白带带血或少量接触性出血。妇科检查时宫颈肉眼观可光滑，或者有宫颈充血或糜烂，与一般宫颈炎症无明显区别。宫颈癌的发生与发展是逐步的、区域性、阶段性的，即由宫颈上皮内瘤样病变（宫颈不典型增生轻 - 中 - 重）——早期浸润癌——浸润癌的一系列变化，根据上皮细胞异型性及上皮累及的范围，将宫颈上皮内瘤变分为三个级别：

CIN Ⅰ：轻度上皮内瘤变，异形增生的细胞占上皮全层的下 1/3，相当于极轻度和轻度宫颈不典型增生。

CIN Ⅱ：中度上皮内瘤变，异形增生的细胞占上皮全层的下 2/3，相当于宫颈中度不典型增生。

CIN Ⅲ：高度上皮内瘤变，异形增生的细胞占上皮全层的 2/3 以上或全层，相当于宫颈重度不典型增生（原位癌）。

CIN 是组织病理学诊断名称，宫颈上皮从正常逐渐发展为浸润癌的一个中间环节，其发展过程有三种倾向：①消退或逆转；②持续不变；③进展为更高一级的 CIN 乃至浸润癌。大多数 CIN 发生和发展缓慢，并不是 CIN 必然发展为浸润癌，也并不是所有的浸润癌患者都经由 CIN Ⅲ（原位癌）转变而来，也有从 CIN Ⅰ 或 CIN Ⅱ 直接转变而来，有资料表明，更晚级别的病变（CIN Ⅲ）比 CIN Ⅰ 更可能持续不变或进展，即使病变到了 CIN Ⅲ 以后，患者也可能在 CIN 阶段持续很长一段时间。CIN 患者一般无明显症状，有些有接触性出血、部分有白带增多、偶有患者有不规则阴道流血，这些症状均无特异性，应及时进行检查。

9. 宫颈癌前病变有那么可怕吗?

宫颈癌前病变发展为宫颈癌有一个较长的过程，宫颈癌是可预防、可治愈和可消灭的，关键在于重视早期筛查，关注高危人群，早诊早治。筛查是指通过一定检查方法从无症状和/或体征的"健康"人群中发现可疑癌症患者，随后对其进行早期诊断和早期治疗，筛查的目的是早期发现、早期诊断和早期治疗癌前病变（CIN）及早期宫颈癌，因此对宫颈癌及宫颈癌前病变的早期干预，是避免宫颈癌威胁妇女健康的重要手段之一，流行病学资料认为宫颈癌的职业高发病集中在经济、文化、卫生水平低的农业人员和从事装卸、建筑、制革、皮毛业女工。宫颈癌前病变发展到宫颈癌，目前研究结果认为，通常情况下多数宫颈上皮内瘤变发展缓慢，且有一定的渐进性，甚至消退或可逆性。从 CIN Ⅰ→CIN Ⅱ→CIN Ⅲ→宫颈浸润癌（invasive cervical cancer），要经历几年，或 10 余年。因此对于宫颈癌前病变的早期处理及干预对预防或阻止宫颈癌的发生具有关键性作用。随着对宫颈癌及癌前病变研究的深入，目前宫颈癌是为数不多的病因明确的恶性肿瘤，HPV 感染是导致宫颈癌的真正病因。现今对 HPV 病毒的检测方法已经成熟，并生产出 HPV 疫苗。对宫颈癌前病变及宫颈癌的防治也逐步完善。所有这些都为宫颈癌及癌前病变的防治；或延缓宫颈癌前病变及宫颈癌的发生和发展具有重要意义。宫颈癌是可防可治的疾病，目前已经公认由宫颈癌前病变发展为宫颈癌要经历 10 ~ 15 年，宫颈癌前病变早期干预对预防和早发现、早治疗宫颈癌发挥着至关重要的作用。普查有利于及早发现宫颈癌前病变患者，通过采取相应的措施可避免出现宫颈浸润癌才来院就诊，有利于减少宫颈癌的发生。

10. 宫颈癌癌细胞会转移到身体其他部位吗?

宫颈癌属癌症的一种，其癌细胞具有无限制、无止境地增生的特点，使患者体内的营养物质被大量消耗；并释放出多种毒素，使人体产生一系列症状；癌细胞还可转移到全身各处生长繁殖。宫颈癌发病后，尤其到宫颈癌晚期，转移全身其他部位的几率非常大；一般来说，宫颈癌的癌细胞容易转移至以下器官：①直接蔓延：宫颈癌可直接蔓延于邻近的组织和器官，向下可至阴道穹窿及阴道壁、向上可侵犯子宫体、向两侧可侵犯盆腔组织、向前可侵犯膀胱、向后可侵犯直肠；②淋巴道转移：宫颈癌在宫颈淋巴管形成瘤栓，随淋巴液流至邻近淋巴结，在淋巴管内扩散，如我们经常听说的淋巴结转移：宫旁淋巴结、闭孔区淋巴结、髂内外区淋巴结、髂总区淋巴结、腹主动脉旁淋巴结、锁骨上窝淋巴结等；③血道转移：出现于晚期或分化差的患者，可扩散到肺、肝、肾、骨、脑、皮肤等部位。

因此，提醒女性朋友们，应该从年轻的时候开始就注意防范宫颈癌，平时注重身体检查。

11. 宫颈癌能根治吗?

宫颈癌防治的关键在于：通过筛查、及时发现和治疗宫颈病变，终止其向宫颈癌的发展。癌前病变的治疗效果比宫颈癌的治疗效果要好得多。但宫颈癌毕竟是癌症的一种，具有癌症难以治愈特性，宫颈早期癌的 5 年治愈率为 90%～92%；宫颈浸润癌的 5 年生存率为 67%；而宫颈原位癌的治愈率则可达到 100%。

12. 宫颈癌患者能活多久?

癌症具有难以治愈特性，但这并不代表得了宫颈癌就无法治疗了。宫颈癌越早发现进行治疗，其治愈率就越高，虽然晚期对患者的伤害非常大，比较难以治愈，但是宫颈癌晚期如果能得到很好的治疗是可以延缓患者生命的。

宫颈癌患者最多能活多久要看患者患病的情况，每个人的身体都存在个体差异，能活多久并不能一概而论。有些宫颈癌患者还是在患病早期，通过治疗完全是可以恢复健康。当然患病早期的患者要比晚期患者存活率更高一些。不过对于宫颈癌患者来说，更关键的还是在于治疗，以及与患者自己的心态有直接的关系。一般来说，宫颈早期癌的 5 年治愈率为 90%～92%，晚期宫颈浸润癌的 5 年生存率为 25%～30%。这并不意味着早期宫颈癌就不复发、死亡，也不意味着晚期宫颈癌就定死无疑。适宜的治疗和良好的心态，晚期宫颈癌治疗后存活 20～30 年的患者大有人在，而不适宜的治疗和不好的心态，早期宫颈癌治疗后仅仅存活 1～2 年的患者并不少见。

13. 宫颈癌患者手术后的生存率如何?

宫颈癌的临床分期、组织学类型、细胞学分级、淋巴结转移等是影响宫颈癌预后的最重要因素。临床期别越早、低级别（高分化）、鳞癌、无淋巴结转移、无子宫以外的其他部位转移的患者相对预后较好，年龄 <35 岁预后差。早期宫颈癌术后 5 年生存率较高，文献报道可达 91%，病灶大小是影响预后的重要因素，Gauthier 等报道 181 例患者，病灶直径 ≤2 cm 者 5 年生存率为 91.4%，病灶 >2 cm 者 5 年生存率为 63.9%，宫颈癌分期是重要预后因素，虽然ⅠB 期及ⅡA 期患者接受相同手术，但其生存率有明显差异，分别为 90.5% 和 65.7%。肿瘤分级也是重要预后因素，分化好（1 级）和分化差（3 级）肿瘤中位生存时间分别为 7.5 和 3.25 年。组织学类型对预后也有一定影响，Averette 等报道，鳞癌、腺癌和腺鳞癌 5 年生存率分别为 90.7%、80.5% 和 63.5%，可见腺鳞癌 5 年生存率最差。许多文献报道，淋巴结转移是影响宫颈癌生存率的最显著因素，手术标本发现淋巴结阳性的患者，5 年生存率为 38% ~ 60%，尤其是髂总动脉和腹主动脉旁淋巴结转移者更差。此外，影响预后的还有手术切缘阳性者，切缘阳性较切缘阴性预后明显差。

14. 宫颈癌前病变手术后是否会影响生育？

对 CIN 患者应遵循个体化原则，根据其分级不同、病变范围、患者年龄、生育愿望、健康状况和医疗条件及技术水平等因素合理施治，以避免治疗不足和治疗过度。CIN 的治疗包括破坏治疗和切除性治疗。破坏治疗的方法有冷冻治疗、激光治疗和电凝治疗，此种治疗方法一般对生育无影响。对病变延伸到宫颈管内的 CIN 则采用切除性治疗，即宫颈环形电切术（loop electrosurgical excision procedure cone，LEEP）或冷刀锥切术（cold knife conization，CKC）。锥形切除术尤其适用 CIN 患者中年轻希望保留生育功能者。目前已有许多文献证实 LEEP 在治疗 CIN 时安全、有效、便捷，可在很大程度上替代传统的冷刀锥切，但 LEEP 手术中会切除部分宫颈组织及宫颈管组织，切除宫颈管组织最深达 25 mm，是否因此引起宫颈管粘连、宫颈管纤维组织增生以致自然分娩时导致宫颈管扩张困难，产程延长，或因宫颈管缩短引发后天性宫颈功能不全，引起晚期自然流产、早产、急产等，或其他产科并发症，但大量的文献报道选择此项治疗是安全的，妊娠结局满意，但应列为高危妊娠，产前及产时密切观察，发现异常及时干预。由于 LEEP 切除大量的宫颈组织会很难维持宫颈的完整性，因此导致晚期流产和早产率上升；另一方面，宫颈环切术后若出现严重的宫颈管狭窄也会在分娩时影响宫颈的扩张，造成宫颈性难产。在宫颈环切术时需掌握切除深度和宽度，术后首月每周随访，适当扩张宫颈管及抗感染治疗是预防宫颈管狭窄的措施。与宫颈狭窄相反，宫颈功能不全较多出现在冷刀锥切后，可能是因为手术切除组织过多所致，致使冷刀锥切后妊娠期作宫颈环扎术的机会增多。产程缩短可能与宫颈环切术后宫颈受创相对松弛，易于扩张有关，宫颈环切术不影响其分娩结局，且可经阴道分娩，宫颈环切术不应成为剖宫产的指征。总之，宫颈环切术是治疗宫颈上皮内瘤变的安全有效方法，由于其保留生育功能，更适合于年轻患者，只要掌握手术指征和手术切除范围，对其后的妊娠生育是安全的。

15. 未生育的宫颈癌患者能保留子宫生育孩子吗？

宫颈癌的发病年龄有逐渐年轻化的趋势，经常会遇到那些未生育的年轻宫颈癌患者。对于宫颈癌患者是否能够保留子宫、保留生育的机会取决于病变的程度。一般而言，宫颈早期浸润癌即ⅠA$_1$期，即是浸润深度不超过3 mm，可以暂时行锥切治疗，保留子宫和部分宫颈，赢得了生育的机会；ⅠA$_2$～ⅠB$_1$期宫颈癌，如果想保留生育功能，可以行根治性宫颈切除，保留子宫，前提是患者有极强烈的生育要求，并且愿意定时随诊，术后最好予以助孕！但是，如果术后发现肿瘤的范围较术前估计的广泛，应该予以根治性治疗，即放疗、化疗。

（高春英　王　静）

第二部分 宫颈癌的病因与发病机制

1. 宫颈癌的病因是什么?

目前已明确高危型人乳头瘤病毒(HPV)感染是宫颈癌发生的必要条件,宫颈发生癌变的过程中,HPV 感染是最为关键的环节,但同时还可能存在其他内源性和外源性因子的共同参与作用。概括来讲,引起宫颈癌的危险因素主要包括:①病毒感染:高危型 HPV 持续感染是宫颈癌的主要危险因素。90% 以上的宫颈癌伴有高危型 HPV 感染;②性行为及分娩次数:多个性伴侣、早婚早育、多孕多产等与宫颈癌发生密切相关;③其他生物学因素:沙眼衣原体、单纯疱疹病毒Ⅱ型、滴虫等病原体的感染在高危 HPV 感染导致宫颈癌的发病过程中有协同作用;④其他行为因素:吸烟作为 HPV 感染的协同因素可以增加宫颈癌的患病风险。另外,营养不良、卫生条件差也可影响疾病的发生。

2. 宫颈癌的发病机制是什么?

宫颈癌的发病机制至今尚未完全明了,一般认为 HPV 入侵宫颈上皮细胞后,产生 E6 和 E7 癌蛋白,并分别与 P53 及 pRb 抑癌蛋白结合,引起抑癌蛋白失活和降解,导致细胞分化失调及生长失控,从而诱导宫颈组织癌变。但女性生殖道 HPV 感染率远远高于宫颈癌的发生率,说明宫颈癌的发生是多因素、多基因、多步骤作用的结果,宿主的易感性对 HPV 介导的病变的发生发展有影响,如宿主的 MHC - Ⅱ类基因 DQ 位点上等位基因的表达情况与宫颈癌的发生有关,P53 抑癌基因突变对 HPV E6 蛋白的易感性存在不同。另外,机体的免疫反应对宫颈癌的发生也起至关重要的作用。

3. 宫颈炎与宫颈癌有关系吗?

宫颈炎是妇科的常见疾病,多发生于生育年龄的妇女,分为急性和慢性两种。急性宫颈炎常与急性子宫内膜炎或急性阴道炎同时存在,慢性宫颈炎多见于分娩、流产患者后,由于手术损伤或不注意外阴部清洁发生感染;或平时不注意性生活卫生或性生活过于频繁,影响阴道的自净作用,而导致病原体侵入宫颈黏膜而引起的感染。宫颈黏膜即柱状上皮所覆盖的部分,该上皮层较薄,抵抗力弱,加之宫颈黏膜皱襞多,病原体多潜藏此处,感染不易清除,往往形成慢性宫颈炎。表现为宫颈肥大、息肉、囊肿等病变形式，一般而言，单纯宫颈炎不会对健康构成太大的威胁，但往往由于宫颈炎所致的白带增多、腰痛、下腹坠胀等症状会影响人的情绪，宫颈炎与宫颈癌的发生没有必然的因果关系。

4. 宫颈腺囊肿与宫颈癌有关吗?

宫颈腺囊肿又叫宫颈纳氏囊肿，与宫颈息肉一样，是慢性宫颈炎的一种表现形式，宫颈腺囊肿形成原因与脸上的"青春痘"相似，是在宫颈新生的鳞状上皮覆盖宫颈腺管口或伸入腺管，将腺管口阻塞；腺管周围的结缔组织增生或瘢痕形成压迫腺管，使腺管变窄甚至阻塞，腺体分泌物引流受阻，滞留形成的囊肿称宫颈纳氏囊肿。检查时可以看到宫颈表面突出多个大小不一的青白色囊泡，内含黏液，大小不等，小的有米粒大，大的直径为 1.0 cm，有的可以长得更大，突出于宫颈表面，宫颈腺囊肿患者常合并有宫颈肥大。宫颈腺囊肿与宫颈癌没有直接联系。

5. 宫颈癌与个人卫生有关吗?

缺乏良好的个人卫生习惯，特别是阴部不洁均易导致 HPV 的感染。保持外阴清洁是很重要的，很多女性习惯清洗外阴，但如果清洗太多则会造成阴道的酸性环境被破坏。女性的阴道是个弱酸性环境（pH 4～5），其内生长着一种有益菌群——乳酸杆菌，它在生长繁殖时会产生乳酸，可以抑制细菌的生长，并维持阴道内菌群的平衡，每天早、晚清洗一次即可，当然便后清洗必不可少。女性平时尽量穿棉质通风的内、外裤，保持干爽，平时如果分泌物不多尽量不要用卫生护垫，如果使用就一定要勤更换，以免滋生细菌。对于这些不洁卫生习惯引起当地宫颈癌高发的直接或间接作用应予以足够重视。

6. 宫颈癌与性生活有关吗?

宫颈癌的病因尚未完全明了，但宫颈癌的发病与过早性生活、过早生育、多孕早产、性生活紊乱以及病毒感染等因素有关。人乳头瘤病毒（HPV）感染是宫颈癌的主要危险因素，这种病毒的感染属性传播疾病。若早期性生活对象为 HPV 携带者，这种病毒就会被感染到女性的宫颈组织上。目前早期性行为等现象明显增多，近年来宫颈癌发病也有年轻化趋势，应引起女性的重视。

7. 宫颈糜烂会导致宫颈癌吗?

在宫颈的部位上，有两种不同类型的细胞，靠近阴道内的是鳞状上皮细胞，而靠近宫颈管那个方向的是柱状上皮细胞，两种上皮在外观上表现是不同的，在宫颈的中央部分，看起来有点像是"糜烂"的部分，就是柱状上皮覆盖了以后的外观，而外侧相对比较光滑的宫颈，则是鳞状上皮细胞覆盖的宫颈的部位。柱状上皮细胞和鳞状上皮细胞是处在一个动态的平衡，这个区域在医学上被命名为"鳞柱交界区"，鳞柱交界区容易受雌激素的影响。女性在青春期之前，卵巢功能没有完善，雌激素低下，柱状上皮就靠内侧些，到了来月经以后，柱状上皮就受雌激素的影响，更多地朝外侧发展，因此，就有更多的类似"糜烂"一样的柱状上皮在宫颈口，绝经以后，女性雌激素水平下降，柱状上皮又开始退回内方，此时检查"糜烂"也就看不见了。所以，本质上来说，所谓的宫颈糜烂，实际上是柱状上皮外翻，属正常生理现象。宫颈糜烂一般没有什么特殊的临床表现，但有些人可能会有接触性出血的表现，如果有白带增多、发黄，有异味时，则是炎症的表现。鳞柱交界区是宫颈癌的好发区域，但宫颈癌和宫颈糜烂没有必然的相关性。

8. 营养不良会导致宫颈癌吗?

宫颈癌是最常见的女性生殖器官恶性肿瘤，其病因似与早婚早育、多育及慢性宫颈炎有关。近年来研究发现其与营养不良也有一定关系。

（1）维生素缺乏：有研究观察宫颈癌患者血中营养不良导致宫颈癌 β – 胡萝卜素低于对照组，β – 胡萝卜素摄入量低是宫颈癌的危险因素。另外，维生素 C 也与宫颈癌的发病率有关。

（2）微量元素：现已发现宫颈癌与微量元素铜、锌、硒有关。贵州肿瘤防治所研究发现宫颈癌、乳腺癌术后患者中，现期和远期复发者血浆铜显著高于非复发长存者和正常人。远期复发者血浆铜显著高于非复发组。血浆铜与铜锌比值可作为诊断宫颈癌与恶性肿瘤与预后的指标。

因此，日常饮食中应注意补充维生素，适当注意补充含锌、硒元素的食物。

9. 什么是 HPV? HPV 有多少型? 什么是高危 HPV?

人类乳头瘤病毒（human papillomavirus，HPV）属 DNA 病毒，截至 21 世纪初，已发现和鉴定出 200 多种不同类型 HPV，有 54 种可以感染生殖道黏膜，约 20 余种与肿瘤相关。依据 HPV 型别与宫颈癌发生危险性的高低，分为低危型 HPV 和高危型 HPV 两大类。低危的 HPV 类型可引起生殖器疣的形成即生殖器表面或周围出现的赘生物，高危型除可引起生殖器疣病外，更重要的是引起外生殖器癌、宫颈癌和高度宫颈上皮内瘤变。

10. HPV 如何感染?

HPV 感染途径最主要是性生活，但并非只是通过性生活，密切接触都可以导致女性感染 HPV，因此女性一生中感染 HPV 的机会是存在的。

11. HPV 感染与宫颈癌有什么关系？与宫颈癌发病有关的 HPV 类型有哪些？

宫颈癌是一个长期连续发作的慢性过程，开始从正常的宫颈发展为宫颈上皮内瘤样病变，而后再发展为浸润癌，而高危型 HPV 持续性感染才有可能发展为宫颈上皮内瘤样病变或者发生为宫颈癌。临床证明 95% ~99.7% 的宫颈癌中可检出 HPV DNA，也就是说，如果有高危型的 HPV 感染，那么患宫颈癌的相对危险可到 100~250 倍，所以 HPV 感染是宫颈癌发生的先决必要引发条件。宫颈癌中常见高危型 HPV 是 16、18 型，其他高危型还有 31、33、35、45、51、52、56、58、61 等型别。

12. 宫颈上皮内瘤变的发生发展过程是怎样的？

宫颈上皮内瘤变（cervical intraepithelial neoplasias，CIN）是一组宫颈癌前期病变的统称，是宫颈上皮从正常逐渐发展为浸润癌的一个中间环节，根据病变程度及累及范围分为三级：CIN Ⅰ 是指宫颈上皮轻度不典型增生；CIN Ⅱ 是指宫颈上皮中度不典型增生；CIN Ⅲ 是指宫颈上皮重度不典型增生及原位癌。

CIN 的发展过程有三种倾向：①消退或逆转；②持续不变；③进一步发展为更高一级的 CIN 乃至浸润癌。CIN Ⅰ 的患者中有 65% 的病例逆转，20% 的病变持续不变，仅 15% 的病变发生进展，CIN Ⅱ 患者中有 40% 左右病变的可以逆转，但有 20% 左右进展为原位癌，5% 左右可以发展为浸润癌。而 CIN Ⅲ 进展至癌的机会明显增多，约 65% 的重度不典型增生可发展为原位癌，18% ~36% 原位癌进展为浸润癌，且 CIN Ⅲ 有时与早期浸润癌并存。从宫颈上皮不典型增生发展到浸润癌是一缓慢而渐进的过程，通常需 8~10 年，一旦形成浸润癌则生长迅速。

13. HPV 感染后一定会发生宫颈癌吗？癌前病变是怎么回事？

高危型 HPV 感染只是宫颈癌发生的一个条件，绝大多数女性在一定时期内会将这些病毒清除体外，只有持续感染高危 HPV 亚型的女性才有机会发展成宫颈癌。这些 HPV 病毒片段整合到宫颈上皮细胞里以后，引起细胞不典型增生，形成宫颈上皮内瘤样变即宫颈癌前病变，然后才会发展为宫颈癌。从持续感染 HPV 到发展为宫颈上皮内瘤样变一般需要 3~8 年，甚至更长的时间。在这段时间内只要严密观察、科学诊治将会非常有效地截断宫颈癌的发生发展过程，就能使这些女性远离宫颈癌的侵扰。

（蔡红兵　王　莉　彭小红）

第三部分　宫颈癌有哪些症状，如何检查

1. 宫颈癌前病变的症状有哪些？

（1）性生活后出血或妇科内诊检查后宫颈出血。

（2）阴道分泌物增多。

（3）白带混血，除上环引起子宫出血外，女性长期白带混血应及时检查。有80％的宫颈癌前病变可以通过早期发现、早期治疗达到治愈。有的宫颈癌前病变患者可无明显症状，故需要行定期妇科检查。

2. 宫颈癌的早期症状有哪些？

极早期患者可无明显症状，仅在普查或其他原因作妇科检查时偶然发现。一旦出现症状，早期则多表现为：①阴道出血：年轻患者常表现为接触性出血，即性生活后或妇科检查后出血，老年患者常诉绝经后不规则阴道流血。菜花状宫颈癌出血现象较早，出血量较多；②阴道分泌物增多：呈白色稀薄，水样、米泔样或血性，有腥臭味。当癌组织破溃感染时，分泌物可为脓性，伴恶臭。

3. 宫颈癌的晚期症状有哪些？

由于宫颈癌肿的浸润、转移，晚期可出现相应部位乃至全身的症状。病灶波及盆腔结缔组织、骨盆壁；压迫输尿管或直肠、坐骨神经时，常诉尿频、尿急、肛门坠胀、大便秘结、里急后重、下肢肿痛等，严重时导致输尿管梗阻、肾盂积水，最后引起尿毒症。到了疾病末期，患者可出现消瘦、贫血、发热及全身衰竭而死亡。

4. 性生活出血应高度警惕宫颈癌吗？

一般性生活后出血常见于重度的宫颈糜烂、宫颈息肉和宫颈癌的患者。70％~80％的宫颈癌患者都有性生活出血，故性生活后出血，应该警惕宫颈癌发生的可能。

5. 阴道排液增多要警惕宫颈癌吗？

宫颈癌常表现为阴道排液增多，白色或血性，稀薄如水样或米汤样，有腥臭

味，晚期因癌组织破溃、组织坏死、继发感染等，有大量脓性或米汤样恶臭，白带排出。因此阴道排液增多，要警惕宫颈癌，如果伴有接触性出血，更要高度警惕宫颈癌。

6. 发现宫颈癌有哪些方法？妇科检查、细胞学检查、HPV、阴道镜检查、宫颈组织病理检查各有何意义？

宫颈癌诊断主要通过妇科检查、细胞学检查、HPV 检查、阴道镜及病理活检确诊。

妇科检查可以检查肿瘤部位、大小；有无侵犯阴道；子宫的活动度；宫旁有无浸润；与邻近脏器如膀胱、直肠的关系，可以初步估计临床分期并制定诊疗方案。

细胞学检查主要是通过采取宫颈鳞状上皮和柱状上皮交界处细胞检查，用于宫颈癌的筛查；用于无症状体检，可以筛查出癌前病变或者早期患者。一般而言，细胞学检查在采取、固定及分析的整个过程均有人为因素影响，故而，敏感性和特异性均有限。尽管如此，细胞学检查是宫颈癌的最常用的筛查方法之一。

如果肿瘤为内生性、或者取得的细胞量较少、或者人为因素等，细胞学检查结果也不可靠。尽管近年用液基细胞技术、计算机分析结果，也会有假阴性，有时高达50%，对于有症状患者尤其如此。目前证实，绝大部分宫颈癌是由于感染了高危型 HPV 引起，因此，把高危型 HPV 检测作为筛查的一部分内容，与细胞学检查相结合，可以大大提高宫颈癌的检出率，检查 CIN Ⅲ和宫颈癌，敏感性可以达到100%。如果 HPV 阳性，则需要行阴道镜活检。

阴道镜是介于肉眼和低倍显微镜之间的内镜检查，利用3%～5%的醋酸溶液涂于宫颈一周，或者用碘酒涂抹宫颈，然后在醋白和碘不着色区活检，评估有无病变及病变的程度，可以更准确地取到病变部位组织，对于发现癌前病变和早期浸润癌有极其重要的意义。

宫颈癌的最终确诊需要活组织病理检查。如果有肉眼可见病灶可以直接活检后送检，如果肉眼肿瘤不明显，则需要在阴道镜下活检。新鲜组织经固定包埋后切片，染色后置显微镜下观察细胞形态有无异形、增生程度、核分裂象、间质浸润深度、有无脉管浸润等，判断是否有肿瘤细胞存在，瘤细胞的类型以及病变的程度等。

7. 如何看懂宫颈细胞学筛查结果？

目前子宫颈脱落细胞学筛查结果的 TBS 报告包括以下内容：
（1）未见上皮内病变细胞和恶性细胞（NILM）

1）病原体：包括滴虫、假丝酵母菌、细菌、单纯疱疹病毒等感染的形态学表现。

2）非瘤样发现：①反应性细胞改变：包括与炎症有关的、放疗有关的、宫内节育器相关的反应性细胞改变；②子宫切除术后的腺细胞；③萎缩（有或无炎症）：常见于儿童、绝经期和产后。

（2）上皮细胞的异常改变

1）鳞状上皮细胞异常：①非典型鳞状细胞（atypical squamous cells，ASC）：包括无明确诊断意义的非典型鳞状上皮（atypical squamous cells of undetermined significance，ASC－US）和不能排除高度鳞状上皮内病变的非典型鳞状细胞（atypical squamous cells－cannot exclude HSIL，ASC－H）；②低度鳞状上皮内病变（low－grade squamous intraepithelial lesion，LSIL）（等同于病理活检报告中的 CIN Ⅰ）；③高度鳞状上皮内病变（high－grade squamous intraepithelial lesion，HSIL）（等同于病理活检报告中的 CIN Ⅱ、CIN Ⅲ、原位癌）；④鳞状细胞癌（squamous cell carcinoma）：若能明确组织类型，则按下述报告：角化型鳞癌、非角化型鳞癌、小细胞型鳞癌。

2）腺上皮细胞改变：①非典型腺细胞（atypical glandular cells，AGC）：包括宫颈管 AGC、子宫内膜 AGC；②非典型腺细胞，倾向瘤变；③宫颈管原位腺癌（endocervical adenocarcinoma in situ，AIS）；④腺癌：若可能，判断来源：宫颈管、子宫内膜或子宫外。

（3）其他：子宫内膜细胞出现在 40 岁以上妇女涂片中。

8. 宫颈刮片与 TCT 一样吗？

宫颈细胞学检查有两种，即薄层液基细胞学检查（TCT）和传统宫颈细胞涂片（巴氏涂片）。巴氏涂片是用妇科木制刮板刮取宫颈及宫颈管内的上皮细胞，均匀地涂抹在玻片上，再固定、染色。传统巴氏五级分类法报告：巴氏Ⅰ级：涂片中无异形或不正常细胞；巴氏Ⅱ级：细胞形态有异形，但无恶性证据，根据异形轻重，可分为ⅡA 和ⅡB；巴氏Ⅲ级：可疑恶性，但不能确定；巴氏Ⅳ级：细胞学高度怀疑恶性；巴氏Ⅴ级：细胞学肯定恶性。由于在取材、制片、读片等方面，人为干扰因素大，结果准确性有限，此法现已逐渐被淘汰。

TCT 是医生用窥器打开阴道暴露宫颈后，用毛刷（取代以前的木板）轻轻涂抹宫颈移行带区，将取得的宫颈口内、外的脱落细胞全部刷洗在装有特殊缓冲固定液的容器中（取代以前的干玻片），经过一系列处理，制作出均匀超薄玻片，这种方法克服了传统取材、制片的缺点，灵敏度比传统涂片提高了 10%～15%。在全自动显微镜下，用电脑扫描涂片分析系统，筛查出可疑细胞，减少了假阴性，提高了工作效率和准确性。按病变程度分正常细胞、不典型鳞状细胞（ASC－US）、低度鳞状上皮内病变（LSIL）、高度鳞状上皮内病变（HSIL）及癌五种。"细胞学阳性"是指后四种情况。独特的取材与制片方法，有利于宫颈低度和高度病变的检出效果，但对 ASC－US 的诊断效果不高。TCT 已经成为筛查和发现早期病变的一种常规方法，主张 20 岁以上有性生活的妇女，每年进行一次液基细胞学检查。

9. 宫颈癌患者需要做 CT、MRI 和 PET－CT 吗?

宫颈癌分期对宫颈癌的治疗与预后非常重要，目前，FIGO 分期的依据并不包括 CT、MRI、PET－CT，但综合利用 CT、MRI、PET－CT 检查方法可准确评价原发肿瘤、宫旁侵犯及远处淋巴结转移情况。MRI 对显示原发肿瘤优于临床及其他检查手段；CT 优势在于评价较晚期宫颈癌，并且可以导向穿刺活检；PET－CT 对监测淋巴结转移与发现术后复发有较高的敏感性，对 FIGO 分期是一个重要补充。同时，这三种检查方法有助于判断术后复发与转移。

10. 宫颈细胞学提示 ASC－US 如何处理?

对于 ASC－US 的患者处理如下:

（1）首先建议做 HPV DNA 检测:①如果 HPV 阴性，建议 3 年后做联合测定;②如果 HPV 阳性，建议做阴道镜。

（2）若没有条件做 HPV DNA 检测，可在 1 年后重复细胞学检测，①仍然≥ASC－US，推荐做阴道镜;②重复的细胞学结果阴性，3 年后再做细胞学检测。

（3）宫颈管活检在下列情况下适用:①阴道镜没有发现病变;②阴道镜不满意;③如果阴道镜满意，或者转化区发现病变，仍可采用宫颈管诊刮。

（4）对于孕妇或者 21~24 岁的女性，处理相对保守。

1）首先建议 12 个月后重复细胞学检查:①结果为阴性、或者 ASC－US、或者 LSIL，建议 12 个月后再次复查细胞学检查。两次检查结果均为阴性则进入常规筛查，如果为 ASC－US 或者以上则行阴道镜检查;②结果为 ASC－H、AGC、HSIL 则行阴道镜检查。

2）也可以进行 HPV DNA 检测。结果阴性进行常规筛查，结果为阳性则进入 1）流程。

11. 宫颈细胞学提示 LSIL 如何处理?

对于 LSIL 处理如下:

（1）LSIL 伴有 HPV 阳性，或 LSIL 没有条件做 HPV 检测的，推荐行阴道镜检查。

（2）LSIL 患者为 HPV 阴性（联合测定的结果），推荐 12 个月重复联合测定，也可以直接进行阴道镜检查。

1）联合测定结果只要有一项有异常（细胞学 ≥ ASC – US 或者 HPV 阳性）则推荐阴道镜。

2）两者均是阴性可以 3 年重复联合测定（进入常规筛查）。

（3）LSIL 如果做阴道镜，下列情况做颈管活检：①阴道镜没有发现病变的未孕者；②阴道镜不满意者；③阴道镜满意发现病变者。

（4）21～24 岁的女性，不再行 HPV 检测进行分流，而是 12 个月后复查细胞学检查，流程与前面 ASC – US 的处理相同，见 1）流程。

12. 宫颈细胞学提示 HSIL 如何处理？

（1）对于 30 岁及以上女性，立即行 LEEP 或者进行阴道镜检查及可疑病灶处活检，并进行宫颈管的评估。

（2）对于 21～24 岁女性，应进行阴道镜检查，不能直接行 LEEP。

1）如阴道镜检查发现 CIN Ⅱ～CIN Ⅲ，则按照年轻女性 CIN Ⅱ～CIN Ⅲ 处理流程。

2）未发现 CIN Ⅱ～CIN Ⅲ，则进行阴道镜和细胞学观察，每 6 个月一次，长达 2 年。不同结果按如下流程进行处理：①连续两次细胞学检查阴性并且无阴道镜下高级别病变，进入常规筛查；②仍为 HSIL，持续 2 年未发现 CIN Ⅱ～CIN Ⅲ，行诊断性宫颈切除术；③阴道镜下高级别病变或 HSIL 持续 1 年，行活检，如未发现 CIN Ⅱ～CIN Ⅲ 则继续观察；如发现 CIN Ⅱ～CIN Ⅲ 则归为年轻女性 CIN Ⅱ～CIN Ⅲ 处理流程。

13. 为什么要定期做妇科检查？

有的宫颈病变患者可无明显症状，故需要行定期妇科检查，通过做宫颈防癌检查，观察脱落细胞的形态，筛查阴道及宫颈感染、宫颈病变。妇科检查可以直视宫颈表面，发现可疑病变。目前，宫颈癌能够通过筛查发现癌前期病变进行干预和治疗，有效地预防宫颈癌的发生，而且可以通过早期发现、早期治疗而达到治愈的目的。已婚妇女每年都可到医院进行一次宫颈癌筛查，出现症状更需及时就诊。

14. 怀孕期妇女能做宫颈检查吗？孕期检查会造成流产吗？

怀孕期妇女能做宫颈检查，孕期检查一般不会造成流产。可以在准备妊娠前

3个月左右或妊娠期间，最好在妊娠早期进行，有效筛查妇女的宫颈病变而进行细胞学筛查和HPV检测，该检查可以及时发现宫颈的异常问题。

15. 阴道出血能做妇科检查吗？

原则上月经期不需做妇科检查，但异常的阴道出血需做妇科检查，寻找出血的原因，及时治疗。除月经外，阴道出血常见原因有：

（1）初次性行为的处女膜伤口尚未完全愈合，就再进行二次性行为。

（2）性行为动作过大或情趣用品使用不当，造成阴道撕裂伤而出血。

（3）因压力大或体内荷尔蒙剧烈变化，子宫内膜不稳定而少量脱落，导致类似出血的情况产生。

（4）严重的阴道炎、宫颈糜烂，从事性行为时常会摩擦，增加破皮和出血的机会。

（5）异位妊娠、子宫肌瘤或子宫内膜增生、息肉。

（6）怀孕早期若进行不当性行为，易有出血甚至流产的风险。

（7）怀孕中、后期则可能有前置胎盘或胎盘早期剥离的危险症状。

（8）性病感染的病灶处因发炎而出血。妇科癌症，特别以宫颈癌出血较为常见。

16. 子宫全切术后的妇女是否需要做细胞学检查？

因宫颈病变行全子宫切除后，阴道残端仍然有复发可能，术后需定期随访，需要做细胞学检查。因宫颈癌好发于早婚、早育、多产、性紊乱，其主要发病因素与高危型人类乳头瘤病毒感染有关，故做妇科检查时，常规做HPV检测和液基细胞学检查（TCT），可极大地提高CIN和宫颈癌诊断准确率，从而做到早发现、早诊断、早治疗，可明显降低宫颈癌发病率和病死率。

17. 宫颈癌患者复发有哪些情况？

宫颈癌患者经治疗后部分患者会有复发，复发的部位和时间不定，而且复发的初期可能没有任何症状，所以治疗后必须定期检查。复发的部位可能是阴道残端；盆腔淋巴结区域包括盆壁、骨、膀胱直肠等；腹腔淋巴结、肝脾转移或肺转移等。

宫颈癌盆腔复发常见的临床表现为：消瘦、一侧下肢水肿、盆腔或大腿一侧臀部疼痛。复发早期症状隐蔽，可能有食欲缺乏、阴道血性排液、输尿管梗阻后出现患侧腰痛。如果发生骨转移则会出现相关部位的骨质破坏疼痛，甚至发生病理性骨折。肺转移可能会出现咯血、咳嗽、胸痛等。也有部分患者有肿瘤热，一般在38℃左右。早期发现并诊断有一定难度。75%的复发发生在初次治疗后的2年内，因此，治疗后2年内需要每3个月复查一次。

复发的诊断方法包括详细的体格检查；盆腔MRI；腹腔、胸部CT等，或者直接行全身PET－CT检查，肿瘤标记物CA125、SCCA、HE4等；腺癌增加CEA、CA199、AFP等；小细胞癌增加检测NSE等。锁骨上淋巴结或者腹股沟淋巴结可以穿刺证实，阴道残端复发灶可以行TCT，活检或阴道镜下活检，如临床充分怀疑，但无病理证实，还可以行阴道残端肿瘤结节穿刺活检，待明确诊断后再行治疗。

（李子庭　余立群　刘福军）

第四部分　如何诊断宫颈癌

1. 如何确诊宫颈癌？确诊宫颈癌的方法有哪些？为什么有的患者无症状，就诊时就是晚期宫颈癌？

确诊宫颈癌，必须要有宫颈活检，组织病理结果是金标准。多数早期患者都是发现 TCT 异常，经过阴道镜检查和活检之后确定的诊断。如果妇科检查时肉眼已经有可见肿瘤，可以通过直接活检进行病理检查来明确诊断。阴道镜不能直接诊断宫颈癌，但可通过放大作用、醋酸和碘试验协助选择合适的部位进行宫颈活检。组织病理学不光可以诊断是否为宫颈癌以及癌前病变，而且可以明确病理类型：鳞状细胞癌、腺癌、腺鳞癌、小细胞癌等。另外也可以了解宫颈癌病理分级，病理分级直接影响患者的预后，高分化癌往往预后会好些，而那些低分化宫颈癌患者，预后较差，往往需要特别重视后续的治疗和随访。

早期宫颈癌常无明显症状和体征，也有的表现为接触性出血。对于月经不规律的女性而言，接触性出血经常与月经相混淆，延误诊治。另外按照病理类型，宫颈癌分为：外生型、内生型、溃疡型及颈管型。其中外生型及溃疡型多有阴道流血及阴道流液症状。而内生型及颈管型癌灶发生于宫颈管内或向宫颈深部组织浸润，宫颈表面光滑，仅表现为宫颈肥大，无明显临床症状，容易漏诊，一旦发现，即为晚期，所以定期的宫颈癌筛查显得至关重要。

2. 早期与晚期宫颈癌如何界定？

目前国际上采用的是 FIGO 2009 年临床分期标准。该分期将宫颈癌分为 Ⅰ、Ⅱ、Ⅲ和Ⅳ期。每个期别中又根据病灶大小、累及阴道范围、有无宫旁浸润、是否累及周围脏器，以及有无远处转移再细分。将ⅠA～ⅡA期定为早期宫颈癌；ⅡB～Ⅳ期定为晚期宫颈癌。早期宫颈癌多以手术治疗为主，生存期相对较长。晚期宫颈癌多以放疗及化疗为主，预后较差，生存期相对早期要明显缩短。

3. 为什么未婚女性也会有患宫颈癌的可能？

未婚女性特指那些无性生活的年轻女性。这样的人群罹患宫颈癌的比较少。我们已经知道，高危型人乳头瘤病毒（HPV）的持续感染是宫颈癌发生的关键因素，目前流行病学证据证实，性行为是致癌型 HPV 传播的主要影响因素，但是也可能存在非性传播的途径，如母婴传播、接触污染物和皮肤接触。所以无性生活的女性也有可能感染 HPV。另外，宫颈癌还与其他微生物的协同作用（衣原体和单纯疱疹病毒Ⅱ型等）；宫颈的局部免疫降低和遗传易感性有关。所以虽然未婚女性患宫颈癌的可能性很小，但是仍有极少部分人会罹患宫颈癌。

4. 宫颈癌的"三阶梯"诊断技术是什么？

我们不仅知道宫颈癌有着漫长的癌前病变阶段，而且还有行之有效的早期防治宫颈癌的"三阶梯"诊断流程：这就是"宫颈脱落细胞学和/或 HPV DNA 检测（初筛）→阴道镜检查（助诊）→组织病理学诊断（确诊金标准）"。

（1）宫颈脱落细胞学和/或 HPV DNA 检测：宫颈脱落细胞学是筛查宫颈癌的基本方法，也是诊断的必要步骤，对于 30 岁以上女性，推荐进行宫颈细胞学及 HPV DNA 检测的联合筛查，以提高敏感度和特异度。

（2）阴道镜：如果涂片可疑，可进一步阴道镜检查，并选择病变部位进行活组织检查，以提高诊断率。

（3）宫颈和宫颈管活组织检查：是确诊宫颈癌最可靠和不可缺少的方法。

5. TCT 在诊断中的作用及意义？

宫颈细胞学检查（TCT）是宫颈癌及其癌前病变筛查的基本方法，也是诊断的必须步骤。宫颈细胞学检查发现异常，可以对人群进行分流，可以根据不同的结果，进行相应的处理，有的需要随访，有的需要进行阴道镜检查，可以及早发现宫颈癌及癌前病变。

6. HPV 在诊断中的作用及意义？

HPV 持续感染的妇女是宫颈癌的高危人群，约 30% 会发展成 CIN Ⅰ，10% 发展成 CIN Ⅱ～CIN Ⅲ，如不治疗将有 1% 最后发展为宫颈癌，从 HPV 感染到发展成宫颈癌需要 9～25 年的时间。目前宫颈细胞学检查是宫颈癌的主要筛查手段，其特异性高，但敏感性在 70% 左右之间，这样会漏诊不少患者，HPV 检测可以明显提高宫颈上皮内瘤变高级别病变的检出率，提高细胞学检测的敏感性。另外在宫颈上皮内瘤变和宫颈癌术后随访中具有较高价值。

7. 影像学检查在诊断中的作用及意义？

近代的影像学检查对评估早期宫颈癌累及阴道和宫旁组织程度的价值已日益被瞩目，并在临床日常工作中广泛利用。术前通过妇科检查进行分期的方法具有很大的主观性，由于无法获知宫旁及盆腔组织的侵犯情况，其分期结果的可信度和准确率都十分有限。有报道，临床分期的准确率仅为61% ~ 66% , 通过影像学辅助对患者进行分期，不仅大大提高了准确率，有助于决定治疗方式，并且能够详细的了解宫旁组织、盆腔淋巴结及腹主动脉旁淋巴结转移情况；能够为放射治疗的靶位进行精确定位。因此，建议宫颈癌患者常规行盆腔 CT 及 MRI 等影像学检查。

8. 为什么 HPV 检测阳性与宫颈癌有关?

HPV 是一种环状无包膜病毒，主要侵犯宫颈鳞状上皮的基底层细胞和位于宫颈转化区的化生上皮细胞，目前已被鉴定出 100 多种不同的亚型，其中 50 个以上型别与生殖道感染有关。高危型 HPV 感染（最常见的为 HPV – 16 和 HPV – 18 型）可引起高级别 CIN 及宫颈癌。当患者行宫颈脱落细胞学检查发现 HPV 阳性时，说明患者已经有生殖道 HPV 感染，若为高危型 HPV 持续感染，将会导致宫颈癌的发生，因此 HPV 检测阳性与宫颈癌有关。

9. 为什么会出现细胞学异常而 HPV 阴性的检查结果?

宫颈脱落细胞学筛查和宫颈脱落细胞 HPV DNA 检测是宫颈癌两个不同的筛查策略。前者是从细胞水平上，在光学显微镜下观察细胞的形态、细胞核染色等来对结果进行判读；后者是在 DNA 水平上检测是否有 HPV 的感染。两者对结果的判读可能不一致，有可能细胞学异常、HPV 阴性；也可能细胞学正常、HPV 阳性；或者两者均阳性或均阴性。两种筛查方式可以相互补充，所以有条件的人群可以选择细胞学联合 HPV 的筛查方式，这样可以提高宫颈癌及癌前病变的检出率，而且可以将筛查的间隔时间从每 3 年一次延长至每 5 年一次。

10. 哪些情况需做阴道镜检查? 阴道镜在诊断中的作用有哪些?

阴道镜可将所观察的外阴、阴道、宫颈局部放大 10 ~ 40 倍，可以观察发现肉眼看不到的较微小的病变，进行定位并活检，降低细胞学检查的假阴性和漏诊机会，有效提高阳性病变检出率，协助临床医师及早发现下生殖道癌前病变或早期癌，从而为下生殖道恶性肿瘤的早发现、早诊断、早治疗提供确切客观依据。阴道镜检查的指征如下：

（1）宫颈细胞学检查 LSIL 及以上、ASC – US 伴高危 HPV DNA 检测阳性或 AGS 者。

（2）HPV DNA 检测 16 或 18 型阳性者。

（3）宫颈锥切术前确定切除范围。

（4）妇科检查怀疑宫颈病变者。

（5）可疑外阴、阴道上皮内瘤样病变；阴道腺病、阴道恶性肿瘤。

（6）宫颈、阴道及外阴病变治疗后复查和评估。

11. 必须做宫颈活检才能诊断宫颈癌吗？阴道镜下宫颈活检应注意哪些问题？

宫颈活检就是宫颈活体组织病理学检查，是宫颈癌诊断的金标准。一般通过钳取患者宫颈部位的小块病理组织，经过病理组织学制成薄切片，在光学或电子显微镜下观察，做出病理诊断。可判断肿瘤的良、恶性以及肿瘤的病理类型，如鳞癌、腺癌或少见的类型，癌灶累及的范围和侵及的深度，还包括淋巴脉管是否受累。为选择治疗方案和判断预后提供重要依据。

以下是需要注意的问题：

（1）首先是检查时间的选择：①一般于月经干净后进行检查；②了解颈管内病变宜于围排卵期进行；③怀疑癌或癌前病变，尽早检查。

（2）阴道镜下活检的禁忌证为：①下生殖道及盆腔炎症急性期；②下生殖道活动性出血；③其他不宜行活检的病理状态，如：创面修复过程、严重凝血功能障碍等。

（3）阴道镜检查前的准备：①白带常规检查及宫颈细胞学检查；②检查前3天内不宜性交或阴道用药；③检查前24小时内不宜妇科检查、阴道冲洗上药或细胞学采样。

12. 什么情况下需做诊断性宫颈锥切术？

诊断性宫颈锥切术顾名思义就是出于诊断的目的，沿宫颈外口周围，包括部分宫颈管，把宫颈病变处进行圆锥形切除。目前，宫颈锥切用来明确的诊断已大为减少，但阴道镜指导的多点活检仍然不能完全代替宫颈锥切术，主要原因包括阴道镜无法取到宫颈管内病变；宫颈病变，尤其是原位癌，多为多中心性，而阴道镜取材有限，易造成漏诊；阴道镜的准确性不够高。所以其在宫颈病变的诊断方面仍具有重要的作用。目前将以下情况作为其诊断性宫颈锥切术适应证：①阴道镜检查无法看到的病变边界部位的诊断；②阴道镜检查未见到鳞柱交接部位的病变的诊断；③位于宫颈管内的病变的诊断；④宫颈管刮取术所得标本病理报告为异常或不能肯定；⑤细胞学、阴道镜和活组织检查结果不同。

13. LEEP 和宫颈锥切术有什么区别？

宫颈环形电切术简称为 LEEP，而宫颈锥切术指的是手术刀切除手术，前者也叫热刀切，后者为冷刀切。大多数人都会把两者的概念弄错，其实它们是不一样的，但这两种方法都是针对宫颈病变而采取的治疗方法。两者各有优、缺点，冷刀切除的宫颈组织切缘不受影响，病理结果可靠，但是其出血稍多，而且多需要缝合手术创面减少出血。LEEP 是一系列形态各异的高频电波刀治疗宫颈疾病，其出血少，而且不需手术缝合创面，但是会因为热效应造成切除组织切缘的判读。目前 LEEP 应用比较广泛，是比较先进的宫颈病变治疗手段。

14. 为什么有时子宫切除术后才能确诊宫颈癌？

临床上可怀疑发现术前诊断 CIN Ⅲ，子宫切除术后病理诊断却是子宫颈浸润癌。其原因是阴道镜下活检时病理取材为多点活检，取得的组织可能是病变最重的部位，也可能是病变较轻的部位；或者是行诊断性锥切时，病变位置较深，切除的组织未达到病变最重的部位；而子宫切除术后，全面的组织病理检查可以准确判断病变的程度，发现活检不能发现的病变。

15. 为什么宫颈癌的临床分期需经两位以上有经验的医生检查确定？

目前宫颈癌的分期属于临床分期，因此必须对患者进行仔细的临床检查，要求经两个有经验的医生（其中至少一名为副高级以上职称）检查后确定分期，存在明显争议时可请第三名医师（副高以上职称）确定，必要时在麻醉下进行。宫颈癌的临床分期，要求仔细记录盆腔检查结果，包括宫颈触诊、宫颈位置及大小、宫颈前后左右组织与器官有无异常：如周围组织有无粘连、炎性或癌性增厚改变；邻近器官有无肿块、压痛，以及其与子宫位置的关系。宫颈后方骶韧带区及宫颈浸润深处主韧带区必须三合诊检查。以上这些检测主要依靠检查者的主观判断，差异性比较大。而临床分期非常重要，它决定了下一步的治疗方案，所以需要经两位以上有经验的医生确定。

16. 哪些疾病容易与宫颈癌相混淆？如何鉴别？

宫颈癌的鉴别诊断主要是与有临床类似症状或体征的各种宫颈病变鉴别。包括：①宫颈良性病变：宫颈生理性的糜烂样改变、宫颈息肉、宫颈子宫内膜异位症和宫颈结核性溃疡；②宫颈良性肿瘤：宫颈黏膜下肌瘤、宫颈管肌瘤、宫颈乳头瘤等；③宫颈恶性肿瘤：原发性恶性黑色素瘤、肉瘤及淋巴瘤、转移癌。有些病变通过肉眼很难与宫颈癌相鉴别，必须取宫颈活组织病理检查才可明确诊断。

17. 宫颈癌临床分期过程中需注意的问题，最新临床分期是什么？

宫颈癌的分期最主要的意义就是为制定临床决策和评估预后提供依据。期别越早，预后越好，对于Ⅰ期的患者，多采取手术治疗，预后较好，5 年生存率可

>90%。晚期的患者预后较差，5 年生存率仅为 25%～30%。临床分期需要注意的问题如下：

（1）ⅠA₁期及ⅠA₂期的诊断必须根据切除组织的镜下检查，切除组织最好为包括整个肿瘤病变的锥切标本。ⅠA₂期诊断界限为宽度≤7 mm；深度＞3 mm、≤5 mm，如发现血管间隙中的血管或淋巴管受侵时，不应更改分期，但必须具体记录，因为将来有可能影响治疗抉择。其余的病灶大于ⅠA 期的Ⅰ期应为ⅠB 期。通常临床不能估计宫颈癌是否已侵及宫体，因此向宫体的扩散不予考虑。

（2）肿瘤因宫旁组织增厚、缩短而固定于盆壁，但宫旁增厚非结节性者，应定为ⅡB 期。临床检查不可能辨别宫旁的均匀增厚属癌性还是炎性。因此，只有宫旁呈结节增厚直达盆壁或肿瘤本身扩展到盆壁时，方可定其为Ⅲ期。

（3）由于癌瘤导致输尿管狭窄而引起肾盂积水或肾脏无功能时，即使根据其他检查应定为Ⅰ期或Ⅱ期者，亦应定其为Ⅲ期。

（4）膀胱出血泡样水肿，不能认其为Ⅳ期。膀胱镜结合三合诊触诊发现膀胱壁的隆起与沟裂固定于肿瘤时，应认为是膀胱黏膜下受侵迹象。膀胱冲洗液中发现恶性细胞应重复检查及取膀胱黏膜活体组织病理检查，以明确诊断。

最新的宫颈癌临床分期为 FIGO 2009 年分期标准（表 1）。

表 1　最新的宫颈癌临床分期为 FIGO 2009 年分期标准

Ⅰ	肿瘤严格局限于宫颈（扩展至宫体将被忽略）
ⅠA	镜下浸润癌。间质浸润≤5 mm；水平扩散≤7 mm
ⅠA₁	间质浸润≤3 mm；水平扩散≤7 mm
ⅠA₂	间质浸润＞3 mm，且≤5 mm；水平扩展≤7 mm
ⅠB	肉眼可见病灶局限于宫颈，或临床前病灶＞ⅠA 期
ⅠB₁	肉眼可见病灶最大径线≤4 cm
ⅠB₂	肉眼可见病灶最大径线＞4 cm
Ⅱ	肿瘤超过宫颈，但未达骨盆壁或未达阴道下 1/3
ⅡA	无宫旁浸润
ⅡA₁	肉眼可见病灶最大径线≤4 cm
ⅡA₂	肉眼可见病灶最大径线＞4 cm
ⅡB	有明显宫旁浸润
Ⅲ	肿瘤扩展到骨盆壁和/或累及阴道下 1/3 和/或引起肾盂积水或肾无功能者
ⅢA	肿瘤累及阴道下 1/3，没有扩展到骨盆壁

续表

ⅢB	肿瘤扩展到骨盆壁和/或引起肾盂积水或肾无功能
Ⅳ	肿瘤播散超出真骨盆或（活检证实）侵犯膀胱或直肠黏膜。泡状水肿不能分为Ⅳ期
ⅣA	肿瘤播散至邻近器官
ⅣB	肿瘤播散至远处器官

18. 为什么有些宫颈癌诊断后需要做静脉肾盂造影、膀胱镜、直肠镜检查?

宫颈癌晚期患者可能扩展到骨盆壁引起肾盂积水或肾无功能者，也可能侵犯膀胱、直肠，对于患者有无肾脏、膀胱及直肠受累，仅仅依靠患者症状及医生的经验不能准确判断，而相应的物理检查可提高判断的准确性。为进一步了解肿瘤的期别，有无扩散、转移及其部位和范围，应根据具体情况进行某些必要的辅助检查，如膀胱镜、直肠镜、静脉肾盂造影，检查的同时也可取活检进行病理学检查确诊，为准确判断分期，制定治疗方案及判断预后提供依据。

19. 每年妇科 B 超检查结果均正常，为什么仍然会患宫颈癌?

有很多人对宫颈癌存在认知误区，认为 B 超比妇科检查更高级，每年妇科 B 超检查结果正常就不会患宫颈癌。B 超检查在妇产科领域应用很广泛，但是在宫颈癌的防治方面有它的局限性。早期宫颈癌的肿瘤非常小，B 超根本就看不出来（大多数 B 超只能看到 1cm 以上的肿瘤），等看到时，肿瘤已经是巨块型，往往已经是中晚期了。宫颈癌的发生和发展有一个过程，而目前我们又强调宫颈癌的早期筛查，大多数早期宫颈癌及癌前病变仅有细胞水平的变化，或者显微镜下的变化，肉眼没有明显的改变，B 超对这部分患者的诊断局限性很大，往往造成误诊。因此医生通常会建议患者行宫颈癌的早期筛查，包括宫颈细胞学检查和 HPV 检测。

（薛凤霞）

第五部分　宫颈癌的治疗方法

1. 宫颈癌前病变怎样治疗？效果怎样？

宫颈上皮内瘤变（癌前病变）的发展经历以下 3 个阶段：Ⅰ级（CIN Ⅰ）：即轻度不典型增生；Ⅱ级（CIN Ⅱ）：即中度不典型增生；Ⅲ级（CIN Ⅲ）：即重度不典型增生。目前由美国阴道镜和宫颈病理协会（ASCCP）及我国宫颈病变专家组推荐的宫颈上皮内瘤变处理指南规定：CIN Ⅰ 的诊断可重复性很差，只有科学、全面的阴道镜观察下确诊为 CIN Ⅰ 的病例可行宫颈环形电切术（LEEP 术），美国 24 岁以下、中国 20 岁以下人群和孕妇除外；对于确诊为 CIN Ⅱ 和 CIN Ⅲ 的病例需要行宫颈诊断性切除（宫颈锥形切除术），最好是冷刀锥切，不推荐 LEEP 术，不推荐初次诊断就行子宫切除术。由于这部分女性比正常女性有 10 倍以上的宫颈癌罹患率，因此，治疗后的筛查是非常重要的。大多数复发和进展发生在治疗后的 2 年左右，美国阴道镜和宫颈病理协会建议治疗后需随访达 20 年以上。

2. 宫颈癌的治疗有几种方法？

患者被诊断为宫颈癌时，面临的治疗方法有手术、放疗及化疗。其中，手术和放疗是主要的治疗方法，化疗是辅助治疗方法。

3. 宫颈癌的治疗原则是什么？

一般来说，选择治疗方案是以患者的临床分期为依据，早期（ⅠA 期、ⅠB$_1$ 期和ⅡA$_1$期）的患者首选手术治疗；局部晚期（ⅠB$_2$ 期和ⅡA$_2$ 期）的患者首选同期放、化疗或手术治疗；晚期有扩散（ⅡB 期和ⅢA～ⅣA 期）的患者一般选择同时放疗和化疗。全身转移的患者（ⅣB 期）已不能根治，只能采用姑息治疗和支持治疗减轻患者的痛苦和延长生命。

4. 宫颈癌各期的 5 年生存率怎样？

宫颈癌由于解剖位置特殊，有较长时间的癌前病变，可以通过筛查及时发现癌前病变或早期癌，宫颈癌与其他肿瘤一样，期别越早治疗效果越好，而宫颈癌期别与疗效的差距大，一般我们以 5 年生存率作为癌症缓解或治愈的标准，统计结果显示不同分期 5 年生存率如（表 2）：

表 2　宫颈癌各期的 5 年生存率

分期	5 年生存率（%）
ⅠA$_1$	98
ⅠA$_2$	95
ⅠB$_1$	85
ⅠB$_2$	75
ⅡA	75
ⅡB	65
ⅢA	30
ⅢB	30
ⅣA	10
ⅣB	<5

由此可见，早期诊断、及时治疗是提高宫颈癌治愈率的重要措施。

5. 宫颈癌的治疗效果取决于哪些方面？

宫颈癌的治疗需要根据临床分期、患者年龄、生育要求、全身情况、医疗技术水平及设备条件等综合考虑，制定适当的个体化治疗方案。

其预后与临床期别、病理类型等密切相关。有淋巴结转移者预后差。宫颈腺癌早期易有淋巴转移，预后相对较差。总而言之，早期治疗，预后较好；治疗方法选择恰当，疗效好。

6. 哪些宫颈癌患者适合手术治疗？

手术是宫颈癌治疗中的重要手段之一，但不是所有宫颈癌患者都适合手术治疗，手术的选择具有严格的适应证和禁忌证，应该是经病理学确诊为宫颈癌，且能耐受手术，临床分期为早中期（即所有Ⅰ和ⅡA 期）的患者。

7. 治疗宫颈癌有哪些手术方法？

治疗宫颈癌的手术方法，根据切除范围的不同，包括宫颈锥切术、全子宫切除、广泛性子宫切除及盆腔淋巴结清扫术。到底用哪种手术方法，是根据患者的临床分期来选择的。如果是ⅠA$_1$期，选择全子宫切除术，想保留生育功能则做宫颈锥切术；如果是 I A$_2$ ~ II A 期，选择广泛性子宫切除术及盆腔淋巴结清扫术，年轻患者可保留卵巢，但会有卵巢转移风险。全子宫切除与广泛性子宫切除术的区别是，广泛性全子宫切除，除了切除整个子宫，还要连同切掉子宫周边 2 ~ 3 cm 的宫旁组织及阴道上端 3 cm。盆腔淋巴结清扫的范围，根据术中冰冻切片结果确定：如果髂总淋巴结发现癌转移，则还要清扫或者活检腹主动脉旁淋巴结。

8. 宫颈癌必须手术吗？做手术就可以根治吗？

早期患者（ I ~ II A 期）应根据不同期别考虑行手术治疗。中、晚期患者（≥ II B 期）应以同步放、化疗为主。对于不宜手术的早期患者可以采用放射治疗。化疗则适用于晚期及复发患者的综合治疗或姑息治疗。无论期别如何，宫颈鳞癌均可选择放射治疗，但宫颈腺癌对放疗敏感性较差，故治疗原则是只要患者能耐受手术，估计病灶能切除者尽量争取手术，晚期患者仍采用以放射为主的综合治疗。

手术并不能根治宫颈癌，宫颈癌治疗后复发 50% 发生在术后 1 年内，75% ~ 80% 发生在 2 年内，盆腔局部复发占 70%，远处转移为 30%。宫颈癌术后应视病理有无高危因素，如：宫旁浸润、淋巴结转移、切缘有病灶、淋巴血管间隙浸润、宫颈间质浸润深度大于等于外 1/3、病灶直径 >4 cm 等，决定是否辅助放、化疗。

9. 宫颈癌手术治疗有哪些优、缺点？

每一种治疗方法都有其利弊，手术治疗可满足多数癌症患者完全切除病灶的愿望，她们大多不希望"带瘤生存"，这也是宫颈癌手术治疗的优点，可以尽可能地切除病灶，根据术后病理结果决定辅助治疗方案；手术的缺点则在于，对于较晚期的患者，如病灶 >4 cm，浸润宫颈深层及怀疑子宫旁和淋巴结转移等，手术通常无法完全切除病灶，术后需要增加放疗或化疗。由于病灶扩散及转移，增加了手术难度，输尿管、膀胱及肠道等周围组织脏器损伤风险较大，术后恢复缓慢，增加相关并发症风险及患者住院时间，加重家庭经济负担。

10. 宫颈癌患者手术后会出现哪些常见并发症？

由于宫颈根治术范围较广，创面较大，并涉及盆腔内诸多脏器官，容易造成术后的一系列并发症。常见的并发症有：

（1）盆腔淋巴囊肿：由于盆腔淋巴结清扫术后破坏了正常的淋巴回流系统，淋巴液回流不畅滞留在腹膜后形成淋巴囊肿。小的淋巴囊肿，如无症状或者患者无不适，不需处理，等待其自然吸收。囊肿较大时，患者可有下腹局部胀痛，可放射至臀部、同侧肩部、大腿或腰部，造成同侧下肢水肿、腰腿疼痛等症状。感染时，则伴有发热和局部疼痛加剧。

（2）膀胱功能障碍：较常见。主要原因是由于手术范围广，损伤了部分支配膀胱、尿道的神经和周围供养血管，术后膀胱功能减弱。常见的是膀胱麻痹、排尿困难、尿潴留、残余尿过多、尿感消失等，之后可有膀胱膨出、张力性尿失禁等。如继发感染，可造成肾盂肾炎、输尿管梗阻，甚至输尿管瘘。术后留置尿管 10～14 天，要保证尿管通畅；注意会阴部的清洁；多饮水，以防引起泌尿系统的感染。

（3）静脉血栓：长时间手术引起下肢静脉的阻塞、手术中静脉壁创伤，凝血机制异常均可导致血栓的形成。其中下肢静脉栓塞较多见。预防性使用抗凝剂有助于减少血栓的发生，但是对于黄种人有增加手术中出血倾向，因此在我国术前很少应用。术后早期可于床上活动，按摩下肢，术后 2～3 天可下床适当活动，避免血栓的形成。

（4）术后性功能障碍：由于手术切除了子宫和 1/3 的阴道，一些患者切除了卵巢，破坏了盆腔某些支配性感觉的神经，可对患者的性功能和性生活质量造成影响。因此对年轻早期患者可以保留卵巢，并在手术同时进行阴道延长术。

（5）出血、感染：术中止血不够彻底，继发感染，多在术后一周内发生。如有发生须及时就医。

（6）输尿管阴道瘘：属于术后并发症，表现为尿液持续自阴道排出，如为一侧性输尿管阴道瘘，因另一侧尿管仍有尿液流入膀胱，在漏尿的同时仍有自主排尿。主要原因为：术中游离输尿管时易损伤输尿管管壁或影响其局部血运，加之术后继发感染、排尿不畅等，可使输尿管局部损伤处或因血运障碍发生坏死、脱落，而形成输尿管阴道瘘。术后 1～2 天即出现者，多为手术直接误伤输尿管下段，术中未及时发现和处理；术后 8～14 天出现者，则多因手术过多游离输尿管下段，损伤其血供或术后严重盆腔感染，引起输尿管下段坏死所致。瘘孔发生后，经积极抗感染和改善患者全身营养状态，留置输尿管导管，部分病例可在 5～8 周左右自动愈合。因此，一般在 8 周以后如仍未愈合才考虑行瘘孔修补术。

（7）膀胱阴道瘘：如患者术前未接受过放疗，单纯因膀胱缺血，形成膀胱阴道瘘者并不常见。膀胱阴道瘘的病因是：手术损伤、肿瘤浸润到膀胱和阴道、放射治疗所致的并发症等。临床表现为不能控制排尿，尿液持续自阴道排出。严重程度取决于瘘管的大小和位置。瘘管极小或瘘管迂曲者，症状较轻，患者可能有正常的排尿。膀胱阴道瘘治疗：较小的膀胱阴道瘘可于膀胱内放置导尿管，偶有自行愈合可能。继发于手术损伤引起的较大的膀胱阴道瘘可以经阴道或膀胱径路进行手术修复，多数情况下在术后3个月后进行修补。因宫颈癌放疗引起的膀胱阴道瘘由于局部组织血运差，手术修复较困难，因此对于宫颈癌直接侵犯膀胱引起的膀胱阴道瘘手术修补是不可能的。

11. 术后不能正常排尿怎么办？

研究显示宫颈癌根治术后的膀胱功能障碍会在一定程度上出现自行恢复。目前针对术后的膀胱功能障碍有如下治疗方法：①如手术切除范围过大，可继续保留尿管1~2周，等待膀胱功能自行恢复；②药物治疗：盐酸坦索罗辛胶囊、溴吡斯的明片、酚妥拉明等药物能促进患者术后恢复自主排尿；③针灸治疗，特别是穴位电刺激的电针疗法效果值得肯定；④极少数患者出现膀胱功能的永久损伤，可能需要加腹压排尿（用类似解大便的方式解小便）；⑤一些患者可能需要终身留置尿管导尿。

12. 什么样的手术能尽可能地保留好膀胱功能？

传统的广泛性子宫切除术为了保证手术效果，强调手术范围足够大，在处理子宫旁组织时会不可避免的损伤盆腔自主神经，造成术后膀胱功能障碍。保留盆腔自主神经的广泛子宫切除术的发展有望减少术后膀胱功能障碍。目前开展的促进自主神经保留的手术技巧有：①通过术中刺激盆腔内脏神经，监测膀胱内压力的方法，预测术后膀胱功能恢复情况；②利用低频超声的"空化效应"有选择性的粉碎和分离组织，使用超声乳化吸引刀选择性的粉碎肿瘤组织，避免对血管和神经的损伤；③腹腔镜的放大作用促进术中对神经的辨识和保留。

13. 术后出现淋巴囊肿怎么办？

对于小的淋巴囊肿，如无症状或者患者无不适，不需处理，等待其自然吸收。如囊肿较大，出现压迫症状或感染时，需对症处理。如果没有感染，以药物处理为主，也可配合物理热疗，一般不需要抽液。主要方法：①中药治疗：可给予大黄或芒硝外敷，结合口服散结祛湿、活血化瘀药物治疗，适用于淋巴囊肿较小，压迫症状较轻者；②穿刺引流：可在超声引导下穿刺引流，对于反复出现囊肿的可注入双氧水、硬化剂等治疗，此方式适合较大囊肿且囊肿为单房性；对于多房性囊肿引流效果差且术后很快复发。穿刺后可给予局部加压包扎；③手术切开引流：囊肿较大、压迫症状重、穿刺效果差，可以考虑外科切开引流，并辅助药物治疗；④合并淋巴囊肿感染，患者持续性发热，给予抗感染的同时行切开引流；⑤至于腿部肿胀的患者，没有特效办法，可对患侧肢体进行按摩，多活动下肢来促进淋巴液回流。局部可用中药大黄或芒硝热敷，同时白天使用张力袜，夜晚睡觉脱袜后将肿腿抬高。

14. 宫颈癌手术后应注意什么？

宫颈癌手术后应注意以下几个方面的观察和适当处理：

（1）术后伤口疼痛：术后腹部伤口疼痛是普遍现象，疼痛通常在术后第二天开始逐渐缓解。由于每个人对疼痛的敏感性不同，疼痛的程度因人而异。通常有两种方法减轻伤口疼痛：一种方法是由麻醉师留置术后镇痛泵，该方法可以持续、平稳地减轻疼痛，但有些患者用镇痛泵止痛有较明显的头晕、恶心等不适；另一种方法是在疼痛剧烈时肌内注射或静脉滴注止痛药，该方法止痛效果好，但持续时间短，通常可维持 2 ~ 4 小时。由于术后常用的止痛药都有不同程度的抑制胃肠运动的副作用，如非必要，应尽量少使用。

（2）发热：由于机体对手术创伤的反应，术后患者体温可能会升高，一般不超过 38℃，称为手术热，如果体温超过 38℃ 要考虑其他原因（如感染）引起的发热。发热时注意不要盖太多被褥，妨碍散热；如医生已允许患者进食则应多饮水，补充因发热丢失的水分；还可冰敷体表的一些部位（如腹股沟、腋窝、颈部两侧、头部等），或用温水、酒精擦浴进行物理降温。

（3）咳嗽排痰：患者手术采用全身麻醉时，需进行气管内插管，术后痰液较多，为预防呼吸道感染，痰液要及时咳出。术后进行雾化吸入可使痰液稀薄易于咳出。为减轻咳嗽时牵拉伤口引起疼痛，咳嗽时可用手或枕头按压腹部。

（4）早期活动：术后早期活动有助于增加肺通气量，有利于气管内分泌物的排出；还可促进血液循环，防止静脉血栓；更重要的是可促进肠蠕动恢复，减少肠粘连、肠梗阻。通常术后 6 小时后患者就应在帮助下在床上活动四肢及翻身。

术后第 1 天，患者可翻身、半坐卧位。待情况稳定后可在护理人员或家属协助下下床站立及行走。有的患者因害怕活动引起腹部伤口疼痛而多日卧床不动，反而恢复缓慢，并发症出现的几率大。

（5）排尿功能的恢复：宫颈癌根治术后膀胱的排尿功能会受影响，一般要留置导尿管 7 ~ 10 天。拔除导尿管后如排尿困难，可热敷下腹部，或在医生指导下做理疗。如仍不能自行排尿或经测量残余尿量 > 150 ml 时，应重新留置导尿管。

（6）胃肠道功能的恢复：多数患者术后 2 ~ 3 天开始肛门排气，这表明肠道的功能开始恢复。如肠道蠕动恢复慢，则有发生肠粘连、肠梗阻的危险，严重者需再次手术解除肠梗阻。

早期下床活动可促进肠蠕动的恢复。如无特殊情况，术后第 2 天可遵医嘱开始进食少量流质饮食（稀粥、汤水等），逐步过渡到半流质饮食（粥、面汤等）、软饭及正常饮食，应少量多餐。如无合并特殊疾病宜进食高蛋白质、高能量和高维生素的营养丰富的饮食。

15. 术后应该怎么预防复发？

宫颈癌治疗后，经过一段时间的临床治愈阶段后又发现新的肿瘤病灶，称为复发。放疗后复发指放疗结束 3 个月以后在宫颈、阴道、盆腔或远处出现病灶；手术后复发指手术 6 个月后在阴道残端、盆腔或远处发现新的病灶。任何方式治疗后 3 个月内病灶未能得到控制，并继续发展或在盆腔内出现新的病灶，称为未控。

宫颈癌患者临床分期晚、组织学分化低、病理类型为腺癌及腺鳞癌、盆腔淋巴结转移、脉管瘤栓、宫颈局部病变 >4 cm、手术切缘阳性等是宫颈癌复发的高危因素。需要严密随访。

严格把握宫颈癌的手术适应证，并进行必要的术前、术后综合治疗是减少宫颈癌术后复发和/或未控的重要保证。

16. 什么是宫颈上皮内瘤变？

众所周知，宫颈癌的发生发展是一个缓慢的过程，从癌前病变（宫颈上皮内瘤变）到宫颈浸润癌，可历时 10 余年。由于宫颈癌筛查技术的研究与推广，我们得以在临床上早期发现各种癌前病变，也就是宫颈上皮内瘤变（CIN）。对于宫颈癌最好的治疗，莫过于提前发现和治疗宫颈上皮内瘤变，阻止疾病进一步发展成宫颈癌。

17. 宫颈上皮内瘤变分几级？

根据病变的严重程度，分为 Ⅰ ~ Ⅲ级，即 CIN Ⅰ 、CIN Ⅱ 和 CIN Ⅲ 。

18. 宫颈上皮内瘤变可以用药物治疗吗？

因宫颈上皮内瘤变的发病与高危型 HPV 持续感染密切相关，迄今为止，尚缺乏有效抗 HPV 感染的药物，也缺乏增强免疫系统加速 HPV 自然消退的药物，对于宫颈上皮内瘤变并无国内、外公认有效的药物治疗方案。目前主要根据能否破坏病变组织、能否促进正常组织再生、能否预防和治疗 HPV 感染而选择药物进行局部辅助治疗。

19. 什么情况下宫颈上皮内瘤变需要手术切除子宫？

全子宫切除不能作为 CIN Ⅱ 、CIN Ⅲ 患者的首选治疗方案，但如果合并下列情况可以考虑手术切除子宫：

（1）如果经宫颈锥切术确诊为 CIN Ⅲ（包括原位癌），患者同时患某种妇科良性疾病（如子宫肌瘤、子宫腺肌症、子宫脱垂等）需要通过手术来治疗时。

（2）如果 CIN Ⅲ 病变范围较大，累及阴道上段，或者病变主要在颈管内，锥切后边缘未净，仍为 CIN Ⅲ 时。

（3）如患者年纪比较大，无生育要求，细胞学检查屡次阳性（≥CIN Ⅱ），而阴道镜活检又不能证实病变级别，并且患者随诊依从性差，不能按时随诊时。

（4）绝经后细胞学检查阳性（≥CIN Ⅱ），子宫萎缩锥切困难时。

20. 什么叫宫颈锥切术？

宫颈锥切术指通过手术切除容易发生病变的宫颈组织（宫颈鳞柱上皮交界处及部分宫颈管），因切除的组织外观如同圆锥，故称宫颈锥切术。它切除宫颈癌发病的高危区，保留完整、连续的标本进行病理诊断，既能确诊宫颈病变的程度，降低宫颈癌的误诊和漏诊，同时也能够通过切除病变组织达到预防和治疗目的。对于病灶位置深入宫颈管内；阴道镜检查不满意；宫颈细胞学、阴道镜和活检不一致或可疑浸润癌等患者可进行诊断性锥切。而治疗性锥切主要应用于 CIN Ⅱ ~ CIN Ⅲ 的患者，也可用于 Ⅰ A₁ 期宫颈癌要求保留生育功能的患者。目前多采用手术方式有：CKC（冷刀锥形切除）和 LEEP（宫颈环形电切术）。

21. 什么叫 LEEP？

子宫颈环形电切术（loop electrosurgical excision procedure，LEEP）是采用高频无线电刀通 LOOP 金属丝产生超高频电弧波，在接触身体组织的瞬间，吸收电弧波产生高热，使细胞内水分形成蒸汽波来达到各种切割、止血等手术目的。与传统电刀锥切相比，环形电切具有很多优势。如手术效果精细；不会发生组织拉扯和碳化的现象；出血少，手术时间短；对标本边缘的损伤轻，不会影响病理学诊断；患者疼痛感较轻；宫颈粘连和感染等并发症少。但在切除病变的深度和范围，以及治疗的彻底性等方面要逊色于传统的冷刀锥切。

22. 怀孕时发现宫颈上皮内瘤变怎么办？

妊娠期免疫力低易发生 HPV 感染，尤其在雌激素作用下易发生宫颈糜烂，细胞易出现不典型增生改变，常常使细胞学检查误诊为宫颈上皮内瘤变，但通常产后 6 周可恢复正常。因此，细胞学结果≤LSIL，活检为 CIN Ⅰ 者仅作观察，不做任何处理，产后 6 周复查后进行细胞学和阴道镜重新评估；如为 CIN Ⅱ ~ CIN Ⅲ，则需要每 3 个月复查细胞学和阴道镜，原则上到产后 6 周进行细胞学和阴道镜重新评估后，再考虑是否需要治疗。在妊娠期，只有提示为更高级别的病变或细胞学提示浸润癌时，才可重复活检或者行诊断性锥切。除非确诊为浸润癌，否则不推荐对妊娠期 CIN Ⅱ、CIN Ⅲ进行任何治疗。

23. 宫颈癌患者还能保留子宫将来再生育吗？

近年来随着宫颈癌筛查技术的普遍应用，宫颈癌可在早期就被诊断出来，这为年轻患者保留子宫，保留生育功能奠定了基础。近 20 余年来，妇科肿瘤学家对保留生育功能的治疗方法做了大量探讨，包括对 Ⅰ A$_1$ 期无脉管浸润的患者行宫颈锥切手术、对早期宫颈癌（Ⅰ A$_1$ ~ Ⅰ B$_1$ 期肿瘤直径 < 2 cm）的患者行宫颈广泛切除术，都显示了较好的疗效，其妊娠率可达到 40% ~ 80%。但是，为避免不良预后，医生做出可以保留生育功能的抉择是很谨慎的，患者的病情需要符合严格的手术适应证。

24. 妊娠期发现宫颈癌，还能继续妊娠吗？

妊娠期宫颈癌的发生率是 1 例/万 ~ 10 例/万次妊娠。长久以来，对妊娠期宫颈癌的处理一直存有争议。能否继续妊娠主要取决于以下几个因素：宫颈癌的临床分期、诊断时的孕周、盆腔淋巴结受累情况、宫颈癌的组织学类型，以及患者渴望保留胎儿的程度。笼统说来，孕晚期（28 周以后）发现的宫颈癌，倾向于待胎儿成熟后，结束妊娠的同时或之后再处理宫颈癌；而孕早、中期（孕 28 周以前）的宫颈癌，由于距胎儿可存活的周数较远，继续妊娠有疾病迅速进展的可能，通常倾向于先终止妊娠，再按照宫颈癌的规范进行治疗。

25. 妊娠期宫颈癌如何选择治疗方案？

宫颈癌合并妊娠的发生率较低，妊娠期诊断为宫颈癌患者的平均年龄为 30 ~ 35 岁，较非妊娠宫颈癌的平均年龄年轻 10 岁，且妊娠期宫颈癌以早期宫颈癌居多。妊娠期胎儿取舍问题的考虑是决定治疗方案的关键，要由有经验的医生准确分期，根据病理类型，医患双方充分沟通决定治疗时间和治疗方案的选择，而宫颈癌也会影响到分娩方式的选择，进而影响围产儿的预后。妊娠期的处理原则应该尽量倾向于保守治疗，制定诊疗方案应该根据宫颈癌的期别及妊娠时限，一般来讲，妊娠早、中期由于胎儿还需要超过 3 个月妊娠的，治疗应该以考虑终止妊娠，以获得宫颈癌最好的治疗效果，而妊娠 24 周以后则应该由妇科肿瘤医生和产科医生综合考虑母体和胎儿两个方面的因素来共同制定合理的治疗方案。

26. 保留生育功能有哪些手术方法？

宫颈癌保留生育功能的手术主要有宫颈锥切术、单纯子宫颈切除术、广泛性宫颈切除术。

（1）对于 I A$_1$ 期无脉管浸润者，推荐行宫颈锥形切除术；对于 I A$_2$ 期无脉管浸润者，如患者渴望保留生育功能，也可尝试宫颈锥切术或单纯宫颈切除术。

（2）对于 I A$_1$ 期伴脉管浸润、I A$_2$ 期或 I B$_1$ 期肿瘤直径 <2 cm、无盆腔淋巴结及远处转移证据者，推荐行广泛性宫颈切除术。但有学者认为，此类患者如浸润深度 ≤10 mm（或 ≤1/2）间质，发生宫旁转移的几率很低，因此倾向于尝试更为保守的宫颈锥切术及单纯宫颈切除术。

（3）对于肿瘤直径 >2 cm 的早期宫颈癌患者，通常认为不适合进行保留生育的治疗，原因在于这些患者术后复发率高，但近年来研究显示，新辅助化疗能缩小局部肿瘤，再行广泛性宫颈切除术，也能获得良好的临床效果，这为较大肿瘤的早期宫颈癌患者保留生育功能提供了可能。

27. 什么是保留生育功能的宫颈癌根治术?

宫颈癌的发病呈年轻化趋势，使得未育患者比例显著增多。传统治疗方式均会导致患者丧失生育功能。自 1986 年进行首例宫颈癌保留生育功能的手术以来，保留生育功能的宫颈根治性切除术已经广泛开展，即只切除病变的宫颈，使得患者在治愈肿瘤的同时保留了生育功能。宫颈广泛切除术对于有生育要求的早期宫颈癌患者是一种安全有效的选择。随着腹腔镜和机器人腹腔镜技术的开展和应用，将有更多的早期宫颈癌患者从中受益。

28. 保留生育功能后怀孕几率有多高?

宫颈癌患者保留生育功能后怀孕几率约 40%。不同方法术后的怀孕率各有不同，经阴道手术怀孕率较高；经腹手术怀孕率较低。但是不同的医生手术对术后怀孕率也是有影响的。

29. 保留了生育功能是不是复发风险就增大了呢?

循证医学证据证实，对于 ≤ I B$_1$ 期，且肿瘤 <2 cm 的患者行根治性宫颈切除术，其预后与接受根治性宫颈癌根治术的患者相当。复发率在 4% ~5% 左右。与复发相关的因素主要有淋巴结转移、肿瘤直径 >2 cm，以及不良预后的组织学类型，如术中发现淋巴结转移，则需立刻改变手术方式，不能进行保留生育功能的手术。因此，在决定做保留生育功能的手术抉择时，医生需权衡利弊，严格掌握适应证，既要避免过度治疗，又要达到最佳的效果。

30. 微创手术可以治疗宫颈癌吗?

目前随着科学的进步，腹腔镜手术作为微创手术的代表，在宫颈癌治疗当中，疗效已经得到肯定。在国内、外很多的宫颈癌的治疗指南当中已经作为首选的推荐方案。

2009 年 FIGO 会议后发布的妇科恶性肿瘤分期和临床实践指南，已将腹腔镜手术推荐为妇科恶性肿瘤疾病评估的重要手段，也是手术治疗的重要组成。无论宫颈癌临床期别早晚，均可在腹腔镜下了解盆、腹腔脏器及淋巴结有无肿瘤转移；或者在腹腔镜下行宫颈癌根治术，并切除增大的淋巴结或系统切除盆腔和腹主动脉旁淋巴结。

31. 相比开腹手术，微创手术有哪些优、缺点？

相比开腹手术，微创手术的优点在于手术切口微创、美观，患者接受度较高，术后伤口愈合时间较短，伤口愈合不良发生几率较低，恢复快，缩短住院日，减轻家庭经济负担；缺点在于微创手术费用较昂贵，依赖于器械操作，对术者的技术水平要求较高，若腹腔严重粘连影响穿刺、生命体征不平稳或患者年老体弱、心肺功能欠佳，则需改开腹手术。因此，临床上手术方式的选择原则应该是个体化，选择合适的患者进行合适的手术，不盲目追求微创，实事求是选择适当的治疗策略。微创手术与传统开腹手术不同之处在于手术切口及器械的选择，具体的手术操作范围大致相同，手术效果依赖于术者的手术经验，从治疗效果来看，开腹手术积累了更多的经验。如果是技术水平高的医生进行的微创技术，其治疗效果接近开腹手术水平。

32. 宫颈癌治疗中可以保留卵巢功能吗？

如因手术切除或放、化疗等原因造成卵巢功能的丧失，对于年轻女性的身心健康有着明显的负面影响。由于宫颈癌很少发生卵巢转移，卵巢的存在也不是宫颈癌的发病和复发因素，所以宫颈癌患者保留卵巢是具有可行性的。宫颈癌患者是否保留卵巢取决于患者的年龄以及病理类型。临床目前对保留卵巢的适应证尚无定论，一般认为：如患者年龄 <45 岁，临床分期为 Ⅰ～Ⅱ期的高、中分化鳞癌，卵巢外观无异常，可以考虑保留卵巢，术中可将卵巢移位至盆腔放疗的放射范围之外，以免术后放疗对卵巢功能的损伤。对于病理类型为宫颈腺癌，因发生卵巢转移风险较高，通常建议切除卵巢。此外，有乳腺癌、卵巢癌家族史者，保留卵巢也要慎重。

33. "宫颈癌疫苗"有治疗价值吗？

众所周知，人乳头瘤病毒感染与宫颈癌的发生发展密切相关，以此为根据设计研发的 HPV 预防疫苗已投入市场，可用于普通人群的宫颈癌预防。而在宫颈癌患者中，HPV 治疗疫苗也可用于宫颈癌的特异性免疫治疗，结合细胞因子等非特异性免疫治疗，可改善宫颈癌患者的预后。目前，已有部分研究表明对晚期癌症患者有一定的治疗效果。

34. "宫颈癌疫苗"对于已经得了癌症的患者有帮助吗？

HPV 病毒是引起宫颈癌的首要因素，宫颈癌疫苗通过预防 HPV 感染而防止宫颈癌的发生。大规模宫颈癌疫苗试验及 6～8 年的随访结果显示：疫苗几乎可以 100% 的预防由相关基因型 HPV 导致的宫颈癌前病变。世界卫生组织的专家组已认同宫颈癌疫苗对癌前病变的预防最终可以避免宫颈癌的发生，但是目前还没有证据表明疫苗可以逆转宫颈癌前病变至宫颈癌的发展进程，对于已经患有宫颈癌的患者则无治疗效果。

35. 治疗后会不会"男不男"、"女不女"，或衰老得很快？

女性的第二性征（音调、乳房、阴毛等）在青春期就已发育成熟，所以无论治疗后卵巢功能是否受到影响都不会改变已经形成的第二性征，也就是说不会变的"男不男"、"女不女"。在治疗时如需切除卵巢或因外照射放疗后卵巢失去功能，女性激素（雌激素、孕激素）减少，可能出现更年期症状，长期缺乏女性激素，还可能出现心血管疾患和骨质疏松，但其他内分泌功能不会受影响，因此治疗后不会导致机体迅速衰老。可以通过激素替代疗法补充女性激素，缓解更年期症状，减缓心血管疾患和骨质疏松的发生。

36. 什么是宫颈癌放疗？

放疗是放射治疗的简称，宫颈癌放疗是指用放射线治疗宫颈癌。宫颈癌放疗包括盆腔外照射和腔内照射两个部分。治疗宫颈癌的放射线主要有：内照射使用的放射性同位素（如 ^{137} 铯、^{192} 铱）产生的伽玛（γ）射线，^{252} 锎产生的中子射线；外照射使用的直线加速器产生的 X 射线和电子线、^{60} 钴治疗机产生的伽玛（γ）射线等。其中一种比较先进的 ^{60} 钴治疗机是"立体定向伽玛（γ）射线放射治疗系统"，又称"伽玛（γ）刀"，但实际上它并不是真正的手术刀，用伽玛（γ）射线代替手术刀，其治疗照射范围与正常组织分界非常明显，边缘如刀割一样，人们形象地称之为"伽玛（γ）刀"；另外比较新的放疗设备质子加速器又称为"质子刀"。

盆腔外照射在体外照射病变部位及整个盆腔，以消灭癌肿，通常每天一次，连续 25 次左右；腔内后装放疗是经阴道置入放射源，每周一次，共 8～10 次。

37. 放疗在宫颈癌治疗中的地位如何？

宫颈癌是对放射线敏感的恶性肿瘤，疗效好，放射治疗在宫颈癌治疗中占有重要地位，在治疗中曾用过放疗的病例超过宫颈癌患者总数的 80%。放疗的适应证广泛，各期宫颈浸润癌均可采用放疗。放疗是利用放射线（X射线、γ线、电子线等）治疗恶性肿瘤的一种局部治疗手段。放疗可以单独治疗肿瘤，也可以协同手术和化疗治疗肿瘤。

近年来，宫颈癌放疗有了明显的进步，治疗更加精确，周围正常组织得到较好保护，减少急性和晚期并发症的发生。

38. 哪些宫颈癌患者可以放疗？

放疗是晚期宫颈癌首选的治疗方法，所有期别的宫颈癌患者均可以接受放疗。因为众多研究表明早期宫颈癌（Ⅰ~ⅡA期）患者，单纯根治性手术与单纯根治性放疗两者治疗效果相当，5年生存率、死亡率和并发症几率是相似的。

放疗主要适用于以下几种情况：①早期宫颈癌：患者身体条件比较差，如年纪大、身体弱，或合并其他较重的疾病不能承受手术或手术风险比较大的可以首选放射治疗；②较晚期的宫颈癌（ⅡB~ⅣA期）：这些较晚期的宫颈癌更适合选择放疗或同步放、化疗（放疗+化疗同期进行），因为这些患者的手术癌灶可能切不干净，术后对残留的病灶又不容易采用近距离照射，所以较晚期宫颈癌的手术治疗效果很差。有远处转移的ⅣB期不再适合放疗；③宫颈大块病灶的术前放疗：关于患者是否适合手术治疗，近年来又提出更加保守的方案：临床检查宫颈有大块病灶（直径>4 cm）的早期宫颈癌（Ⅰ~ⅡA期）患者，主张直接选择放疗；或同步放、化疗；者在手术前放疗或化疗，待癌灶明显缩小后再手术治疗；④手术治疗后病理检查有高危因素的宫颈癌患者，需要术后辅助放疗，这些高危因素有：宫颈局部肿瘤体积大、淋巴结转移、切缘阳性（癌灶未切干净）、脉管瘤栓、宫旁浸润和肌层浸润较深等。

39. 治疗宫颈癌有哪些放疗方法（腔内、体外、后装、适形调强）？

对不同的宫颈癌患者，应当采用什么放疗方法，需要根据患者和肿瘤具体情况个别对待。宫颈癌的根治性放疗是以内照射和外照射合理配合为基本方法，对多数未做过手术的宫颈癌患者必须进行这种内照射和外照射配合治疗，单纯体外照射达不到满意的治疗效果。关于腔内与体外的配合方式，目前多采用体外和腔内同期进行，或先行部分疗程的体外，然后再腔内与体外同期进行治疗。对少数很早期的宫颈癌，单纯内照射即可。对做过手术的宫颈癌患者，术后需要辅助放疗的，主要采用体外照射，适用于：①盆腔或腹主动脉旁淋巴结转移；②血管及淋巴管有癌栓及手术不彻底者，剂量给予 40 ~ 45 Gy，需要强调的是应严格掌握手术指征，尽量避免广泛手术切除与根治性放疗合并治疗，因为经验告诉我们，这对生存率的提高无明显帮助，反而增加了严重治疗后并发症，影响生活质量。

（1）内照射：又称近距离放射治疗，近距离照射主要照射宫颈癌的原发区域。将密封的放射源直接放入人体的天然管腔内（如宫腔内、阴道），称为腔内放疗；放射源直接放入肿瘤组织间进行照射，为组织间照射；两者统称为近距离照射。宫颈癌的腔内放疗有其自然的有利条件，宫颈、宫体及阴道对放射线耐受剂量高，放射源距肿瘤最近，以小的放射体积量可以取得最大的放疗效果。现在采用的腔内放疗技术主要是后装技术，所谓后装技术是指先把不带放射源的容器置于治疗部位，然后再把放射源送入容器内进行治疗，是由"后装腔内治疗机"来实现的，当代后装机具有电脑控制的治疗计划系统及机器运作的控制系统，使之治疗更精确，但是制定治疗计划仍然是一个很繁琐的过程，费时，往往 1 ~ 2 小时，而治疗不过 10 ~ 20 分钟，而且设计合理的治疗计划要有相当放疗剂量学知识和丰富临床经验的医师才得以完成。

组织间照射也有人称之为"插管放疗"，较少用，因为是有创伤的，局部有出血、感染的风险，一般是在麻醉下，将内置放射源的细管或针状容器直接插入组织间或肿瘤间进行照射，次数不宜过多。

（2）外照射：或称体外照射，又称远距离放射治疗，是从体外较远的距离对盆腔蔓延和转移区域进行照射治疗。一般应用 ^{60} 钴治疗机或直线加速器等特殊设备来完成。

体外照射的方式有以下几种：

1）垂直固定野照射：此时患者仰卧或俯卧于治疗床，机头垂直于盆腔照射野进行治疗，为宫颈癌放疗的基本方式。

2）动野照射：包括旋转、钟摆等中心照射等。

3）延伸野照射：为主动脉旁淋巴结照射技术，用于主动脉旁淋巴结转移，或盆腔淋巴结受累推测主动脉旁淋巴结转移可能性大时。

4）三维适形放疗：是一种高精度的放射治疗，是目前放射治疗的主流技术。它利用 CT 或 MRI 图像重建三维的肿瘤结构，通过在不同方向设置一系列不同的照射野，并采用与病灶形状一致的适形挡铅，使得高剂量区的分布形状在三维方向（前后、左右、上下方向）上与靶区形状一致，同时使得病灶周围正常组织的受量降低。这样就改善了放疗计划实施过程的精确性，最大程度的照射肿瘤，最好的保护肿瘤周围的正常组织。

5）调强适形放疗：属于精确放疗范畴，是在三维适形放疗的基础上发展起来的，调强适形放疗通过调整多个照射野内的强度分布，得到高度适形的靶区三维剂量分布，从而可在不增加甚至减少周围正常组织受照剂量前提下，达到增加肿瘤靶区治疗剂量，同时又降低正常组织受照剂量的目的。强度可调的适形放疗过程采用逆向计划系统，首先由医生根据射野内肿瘤的形态和性质给出处方剂量，这个处方剂量包括肿瘤的照射剂量和敏感组织的限制剂量，然后根据肿瘤和敏感组织位置、组织不均匀性、射野数目等因素由计算机经反复迭代运算得出每个射野的最佳射束强度分布，使得实际在体内形成的空间剂量分布与医生的处方剂量最接近。

40. 哪些宫颈癌患者手术以后需要再接受放疗？

手术后是否需要补充放疗，一般根据患者的术后病理结果中有没有存在危险因素来定。若患者术后病理发现阴道断端有肿瘤残留、子宫旁有癌及淋巴结有转移，则需术后辅助放、化疗。若病灶 >4 cm、浸润宫颈深层及淋巴脉管间隙浸润，术后也需增加放疗。

41. 放疗有什么不良反应？放疗后对患者的生活有哪些影响？

宫颈癌放疗引起的不良反应，可分为近期不良反应和远期不良反应。其中以直肠、膀胱反应最为重要。其发生与患者阴道狭小，子宫过于前倾或后倾，或放射剂量过高等有关。此外，年龄、既往盆腔炎史，以及某些疾病如高血压、糖尿病等也易加重放射损伤。

（1）近期不良反应：发生在治疗中或治疗后 3 个月内，一般不严重。

1）全身反应：主要表现为头痛、眩晕、疲倦乏力、食欲缺乏、恶心、呕吐和骨髓抑制现象，还有皮肤反应（红、肿、热、痛、溃烂）等。其反应程度与机体的神经类型、年龄、全身情况等均有关系。一般经对症治疗，进食高蛋白、含多种维生素及易消化的饮食，多能继续放疗。

2）直肠反应：表现为里急后重；大便疼痛；黏液便；腹痛、腹泻；便血等。直肠镜检查可见宫颈水平附近的直肠前壁黏膜充血、水肿。必要时暂停放疗，给予对症治疗，症状好转后，再恢复照射。

3）膀胱反应：表现为尿急、尿频、尿痛、血尿、排尿困难等。经抗感染、止血及对症治疗，症状很快消退，必要时暂停放疗。

（2）远期不良反应：宫颈癌远期不良反应，可能在治疗结束后较长时间才出现，如放射性炎症引起的膀胱和直肠出血（尿血和便血）、阴道缩窄、肠粘连等，较为罕见的有膀胱或直肠与阴道之间出现瘘管（尿瘘、粪瘘）。放疗引起的远期不良反应通常是不可逆的，也就是说是永久的、难以恢复的。

1）肠道不良反应：包括放射性直肠炎、乙状结肠炎、直肠阴道瘘、肠粘连、肠梗阻、肠穿孔等，往往出现在放疗后半年以后，按程度一般分为：轻、中、重三度。轻度主要为少量便血，往往不伴其他症状或伴轻度腹部不适；中度为反复出现多量血便及黏液便，伴里急后重；重度程度更为严重，直至发展为肠道溃疡、狭窄、肠瘘等。一般放疗肠道远期不良反应发生率为10%～20%，而肠瘘为1%～5%。对轻度患者不必特别处理，中度则必须予以消炎、止血、解痉等药物处理，直肠下坠明显可以用樟脑酊或鸦片酊服用，并可用氢氧化铝内加用樟脑酊或鸦片酊作保留灌肠用。对阴道直肠瘘或严重出血者可行横结肠造瘘。

2）泌尿系统不良反应：以放射性膀胱炎最为多见，发生率为2%～10%，膀胱阴道瘘发病率为1%～3%，部分病例可由盆腔纤维化致输尿管梗阻，并引起不同程度的肾功能障碍。晚期放射性膀胱炎以血尿为常见，常表现为突发性，其特点为突然出现血尿，可自行好转。此外，血尿可持续不愈或反复发作，呈顽固性。血尿常在劳累、膀胱充盈后出现是由于放疗后膀胱弹性不好，黏膜变薄，血管壁变脆的血管破裂所致。若保持膀胱空虚并予以对症处理，能很快得以好转。若血尿持续不愈呈顽固性，则应予以抗感染、止血，亦可在膀胱镜下电烙止血。少数膀胱阴道瘘及由于盆腔纤维化所致输尿管梗阻病例，应依患者具体情况处理。

42. 放疗有哪些优、缺点?

（1）放疗的优点：一般来说，宫颈癌放射治疗操作简便，适应证广，可用于临床各期病例，无论早期还是局部晚期的宫颈癌患者的治疗中，放射治疗均应用广泛，疗效高。早期宫颈癌放疗与手术的疗效相仿，晚期（Ⅲ期）宫颈癌的5年生存率也可达到30%～50%，即使不能根治，放疗也有良好的姑息作用，能减轻症状，延长生命。

（2）放疗的缺点：放射治疗也会有一些缺点，比如进行放射治疗价格高昂的放疗设备和专业训练的技术人员是必要因素，而有2%～5%的宫颈癌患者对放疗不敏感，有5%～10%的患者可能出现不同程度的直肠、膀胱反应等近期及远期不良反应。

所以，对早期宫颈癌（肿瘤局限于宫颈的Ⅰ期至肿瘤侵犯阴道上2/3且无明显宫旁浸润的ⅡA期），患者身体条件能承受手术者，单纯采用手术治疗可以取得很好的治疗效果，可以避免承受放疗带来的一些不良反应。

43. 三维适形调强放疗在宫颈癌放疗中有哪些优势?

放疗是利用放射线（主要是X或γ射线以及电子线）杀伤肿瘤细胞，从而达到控制肿瘤生长的目的。随着放疗技术水平的不断提高，三维调强适形放疗（IMRT）等新技术不断应用于临床。与传统放疗比较，具有的优点是可以提高肿瘤部位放射剂量，更有效的治愈肿瘤，同时更有效保护周围邻近器官的功能，包括膀胱、小肠等，从而最大限度减少周围器官的照射剂量，减少放疗不良反应。三维调强适形放疗需要妇科肿瘤放疗医师和放射物理师共同参与制定放疗计划。

44. 什么是宫颈癌化疗？

宫颈癌化疗是通过应用抗癌药物来杀灭癌细胞，可在手术前后和放疗前后，或放疗期间进行，以缩小肿瘤、减少肿瘤转移。一般是通过静脉滴注给药，某些药物可经动脉灌注、肌内注射或口服。

45. 宫颈癌患者需要化疗吗？

宫颈癌的化疗主要用于 4 种情况：复发宫颈癌的治疗、手术前化疗、术后的辅助化疗及放疗同时化疗。

半个多世纪以来，化疗在宫颈癌治疗中并不占主导地位。然而，近 20 多年来，宫颈癌化疗日益受到关注。其原因有：①手术和放射治疗是宫颈癌传统经典的治疗方法，已有 110 余年历史。尽管手术技巧、放疗设备和技术不断改进，50 年来宫颈癌的治疗效果并无根本提高，总 5 年生存率在 50% 左右徘徊；②宫颈癌治疗失败的主要原因是肿瘤局部未控或复发，占 60% ~ 70%，其次是淋巴结转移和远处播散。增加放射剂量可提高盆腔控制，但由于晚期并发症的增加使剂量增加受到限制，国内、外众多学者试图改变这种状况，但并未奏效。因此，人们把注意力转移到化疗方面；③随着科学技术、医学科学的发展，对肿瘤的发生、发展、扩散和转移规律的认识不断加深，手术和放疗都是局部治疗手段，显然不能控制肿瘤周围的亚临床病灶或可能存在的全身亚临床转移灶。大量的临床实践足以使人们清楚地认识到单一治疗方法的局限性，从而强化了肿瘤治疗的整体观念，所以化疗在宫颈癌综合治疗方案中占有重要地位，有些晚期宫颈癌患者手术前、宫颈癌治疗后复发或宫颈癌手术后存在复发高危因素的患者需要化疗或同步放、化疗。

46. 宫颈癌常用化疗药物及不良反应有哪些？

随着抗癌药物的迅猛发展，化疗已经成为宫颈癌可作为综合治疗的一种手段，常常与放疗配合提高放疗疗效，或手术前化疗提高手术切除率。常用的单一有效药物有顺铂（DDP）、卡铂（CBP）、环磷酰胺（CTX）、异环磷酰胺（IFO）、5－氟尿嘧啶（5－Fu）、博来霉素（BLM）、丝裂霉素（MMC）、长春新碱（VCR）等，其中以顺铂效果较好，可以采用单一或联合化疗。

常见的化疗药物毒副反应包括：

（1）消化系统毒副反应：恶心、呕吐是临床上常见的消化道反应，持续反复的恶心、呕吐可以造成患者的精神紧张、恐惧、不安、食量减少、体重下降、电解质紊乱，甚至患者拒绝用药，影响药物疗效。临床上可见口腔及消化道黏膜的溃疡，腹痛、腹泻，严重时引起胃肠道出血、肠梗阻及肠坏死等。

（2）骨髓抑制：多数化疗药物都可以引起不同程度的骨髓抑制，表现为白细胞降低，其中以粒细胞下降最为明显。随着药量的增加，血小板和红细胞也可以减少，严重时血红蛋白可降低。

（3）泌尿系统毒副反应：许多化疗药物在肾脏代谢，代谢产物可以造成肾脏损害，出现肾功能异常、蛋白尿、血尿，严重者可以少尿、无尿，甚至危及生命。如使用顺铂时需监测肾功能。采取联合用药时需使用利尿剂，鼓励患者大量饮水，要多饮绿茶水或服利尿通淋中药，稀释尿液，以减轻泌尿系统的毒副反应。

（4）心血管系统毒副反应：有些化疗药物如烷化剂可引起血压升高、心律增快等，阿霉素能使局部血管壁发生障碍，还可引起心肌病变，表现为心功能不全、心律失常等。

（5）神经系统毒副反应：用药后可出现感觉异常，精神错乱、头痛嗜睡、全身疼痛、反射减弱等神经毒性，一旦发生应停药。

47. 化疗有哪些注意事项？

化疗前需进行血常规、肝肾功能、心电图等检查，以了解身体是否能够耐受化疗。化疗期间及化疗后还要注意细心观察化疗反应，及时恰当处理。

（1）注射部位的处理：化疗期间，每天输液的时间较长，患者及家属应时常注意注射部位有无红肿、渗出等异常。如发现异常情况需及时报告护士，必要时更换注射部位。注射部位出现红肿疼痛时可用硫酸镁溶液湿敷，24小时后进行热敷和外涂治疗静脉炎的软膏消肿。

有的患者血管细小或多次化疗后出现静脉炎，每次做静脉穿刺有困难，可使用静脉留置针。使用留置针期间应避免弄湿、污染留置针穿刺部位，避免造成留置针脱出，并定期注入抗凝剂，防止血液凝结在留置针内，患者应谨记回医院注入抗凝剂的时间。

（2）消化道反应的处理：化疗期间及其后的几天里出现食欲缺乏、恶心、呕吐是化疗常见的毒副反应。进食清淡食物、避免空腹、少量多餐可减轻恶心感。呕吐频繁者，在接受化疗前、后2小时内应避免进食，可减轻化疗带来的副作用与厌食。

另外，可用柠檬皮或鲜佛手切片泡茶饮用，或用陈佛手煮汤食用，生姜也有很好的止呕作用。

化疗期间医生还会给予止吐药物。化疗期间常需通过输液来加强营养支持。

（3）注意尿量：很多化疗药物可能会影响肾功能，而尿量的减少往往加重肾功能受损，还可能是肾功能不良的表现。化疗期间应每天记录24小时总尿量，注意多饮水，发现尿量减少及时报告医生。

（4）定期复查血常规：化疗常引起骨髓功能抑制，导致白细胞（WBC）、血小板（PLT）下降和贫血，严重者并发感染，或出现皮肤、口腔、胃肠道、脑等器官出血。

化疗后应每隔3天做一次血常规检查，并注意有无发热、出血现象等。白细胞降低时，应保持房间内空气流通，注意个人卫生，避免到人多拥挤的地方，外出时戴口罩。

应按医嘱使用升高白细胞的药物。白细胞计数低于 1.0×10^9/L 以下，或出现发热等感染现象时，需住院治疗。血小板低于 60×10^9/L 或有出血现象时也要及时就医。

（5）如果是做的动脉灌注化疗，还要注意以下事项：有些晚期或复发患者需要进行盆腔动脉灌注化疗。这些患者化疗前通常会先接受一次小手术，行动脉插管和在腹部皮下埋植药泵，以后每次化疗药物经此药泵注入。医生经药泵注射化疗药液时，需用气压止血带扎紧双侧大腿根部阻断血流，以防止化疗药物流向下肢，此时会有些不适，但很短暂。体表埋植药泵处要避免受压及摩擦。全部疗程结束后，医生会根据具体情况决定何时取出药泵。

48. 化疗有什么副作用？化疗会导致脱发吗？

化疗药物为细胞毒性药物，可杀伤肿瘤细胞及部分正常细胞，因此对人体有一定的副作用，如肝、肾功能损害；骨髓抑制；抑制卵巢功能及胃肠道反应等副作用。而多数患者对化疗的第一反应就是"化疗会导致脱发吗?"，确实，由于化疗药物主要杀伤机体代谢旺盛、增长迅速的细胞，因此生长迅速的正常组织细胞也可受累，例如毛囊结构，因此化疗会导致脱发，但化疗结束后毛囊多可恢复正常生长。

（1）过敏反应：有的药物如紫杉醇的某些制剂中的有些成分可引起患者的过敏反应，少数人会发生过敏性休克。

（2）静脉炎：静脉注射化疗药物时，穿刺部位药液外漏可引起局部组织坏死和栓塞性静脉炎。

（3）骨髓抑制：主要是白细胞和血小板下降。在每次化疗前，都应该做血象检查，如果白细胞的数目低于（2.5~3）×10^9/L、血小板（50~80）×10^9/L，应该暂时停止化疗，遵照医生的医嘱使用升高血细胞的药物。除原有的鲨肝醇、利血生以及益气补血的中药治疗外，近年来一些集落刺激因子和促红细胞生成素等，具有明显的促进血细胞增生的功能。

（4）肝损害：出现谷丙转氨酶增高、胆红素上升、肝肿大、肝区疼痛、黄疸等，严重的会引起肝硬化、凝血机制障碍等，所以在用药前和用药过程中，要检查肝功能，及时发现问题，及时解决，必要时停止化疗。化疗药物引起的肝、肾功能受损，通常在停用化疗药物后可逐渐恢复正常。

（5）心脏毒性反应：有些化疗药物对心血管系统有毒性作用，严重的可发生心力衰竭。所以用药前及用药中应检查心电图，发现异常立即停药，及时治疗。对有心脏病变的患者，应避免使用对心脏有毒性作用的化疗药物。

（6）肺损害：对呼吸系统有毒性作用和不良反应的化疗药物可引起急性化学性肺炎和慢性肺纤维化，甚至出现呼吸衰竭。因此用肺毒性药物（即对呼吸系统有毒性的化疗药物），如博来霉素等，应在用药期间定期检查肺部情况，停药后还要注意随访。发现肺部毒性反应，立即停止化疗并用激素治疗。

（7）肾毒性反应：表现有蛋白尿，少尿或无尿，有的发生血尿。为了能够清楚了解肾脏功能，在用药前和用药过程中均要定期检查，发现问题，及时治疗。在治疗期间要多饮水，使每天尿量在2000~3000 ml，可减少肾毒性。

（8）脱发和皮肤反应：并不是所有的患者都会出现，即使出现也不必过分担忧，因为一般患者停药后约半年就能重新长出头发，皮肤的红斑、皮疹和色素沉着也会好转或消失。

（9）消化道不良反应：如恶心、呕吐、食欲缺乏、腹痛、腹泻，以及口腔黏膜溃疡、咽喉炎等。

49. 化疗有哪些优、缺点？

（1）宫颈癌化疗的优点有：①化疗药在全身起作用，对于消灭宫颈癌的远处转移或防止复发，有其独到之处。癌症认为是一种全身性疾病的局部表现，它对患者的最大的威胁是扩散和转移。化疗药一般通过静脉给药，与只作用于局部区域的手术治疗和放射治疗不同，它强调的是对患病机体的整体性治疗，是与其他治疗方法相配合的综合治疗的重要组成部分。化疗在宫颈癌治疗中的应用越来越受到重视，尤其是对具有不良预后因素的早期宫颈癌、晚期或复发性宫颈癌；②同步放、化疗时，化疗药可以增加放疗的敏感性，大大提高了宫颈癌的治疗效果，并可以有效地控制宫颈癌的扩散和转移。

（2）宫颈癌化疗的缺点有：①化疗在杀伤肿瘤细胞的同时，也杀伤了人体正常细胞，产生上述全身各系统的毒性或不良反应；②化疗应该按照一定的时间周期及时进行，有时因为不良反应较重，身体没有及时恢复，不能按时化疗，也会影响化疗效果；③患者自身的免疫功能受到抑制，包括抗感染能力和抗肿瘤免疫两个方面；④有些患者的癌细胞对化疗药不敏感或称为耐药，达不到理想的治疗效果；⑤有的化疗药价格昂贵，增加患者经济负担。

50. 为什么有些宫颈癌患者需要手术前化疗？

手术前化疗的患者一般是临床检查宫颈有大块病灶（直径 >4 cm）的早期宫颈癌（Ⅰ~ⅡA 期）患者，如果直接手术，会增加手术的困难，容易大出血，或切除不净，化疗后肿瘤缩小，手术更容易成功。另外，化疗可以杀死肿瘤局部或周围脉管内的癌细胞，可以减少手术过程中癌细胞的扩散和转移。

51. 为什么有些宫颈癌患者需要手术后化疗？

手术治疗后病理检查有高危因素的宫颈癌患者，术后容易复发或转移，需要术后辅助治疗。这些高危因素有：宫颈局部肿瘤体积大、淋巴结转移、切缘阳性（癌灶未切干净）、脉管瘤栓、宫旁浸润和肌层浸润较深等。有的需要单纯术后化疗或放疗，有的需要同步放、化疗。

52. 宫颈癌行根治性手术后，哪些情况下需要辅助放、化疗？

宫颈癌术前一般经过两名副主任医师或以上职称的、有经验的医师检查来确定临床分期，来决定是否可以手术。但术中或术后病理情况可能与术前的判断不一致，如果术中或术后病理情况发现疾病要比原来的判断重一些，如：宫颈局部肿瘤体积更大、淋巴结有转移、切缘阳性（癌灶未切干净）、脉管瘤栓、宫旁浸润和肌层浸润较深等，这些患者虽然进行了宫颈癌根治性手术，但术后复发或转移的可能性比较大，所以需要术后进一步辅助治疗，一般采取辅助化疗、放疗或同步放、化疗。

53. 为什么有些宫颈癌患者不做手术只能接受放、化疗，她们能治愈吗？

宫颈癌的手术治疗是有指征的，就是说应该手术的宫颈癌是早期（肿瘤局限于宫颈的Ⅰ期至肿瘤侵犯阴道上 2/3 且无明显宫旁浸润的ⅡA 期），并且身体条件能承受手术者，才适合手术。否则，对较晚期的宫颈癌（有明显宫旁浸润的ⅡB 期至无远处转移的ⅣA 期）患者做了手术，癌灶切不干净，术后不能进行腔内放疗，术后进一步治疗困难，预后反而不好；另外，有的早期宫颈癌患者年纪大、身体弱、或合并其他较重的内、外科疾病，手术风险很大，有生命危险，也不适合做手术，这些患者只能接受放、化疗。

因为大多数宫颈癌对放疗很敏感，再加上同步化疗可产生协同作用，所以大多数早期宫颈癌及有些晚期宫颈癌放、化疗也可以达到治愈的效果。

54. 宫颈腺癌与鳞状细胞癌的治疗有什么不同？

宫颈腺癌的治疗原则与宫颈鳞癌是相同的，手术和放、化疗是其主要的治疗方法。由于宫颈腺癌放疗疗效不如鳞癌，早期易有淋巴转移，预后差，有人认为对于宫颈腺癌要给予更加积极的手术治疗，即能手术者，尽量争取手术治疗。虽然这样，放疗对于宫颈腺癌的治疗作用也是肯定的，国外的一项研究结果提示，对宫颈腺癌术后辅助放疗在降低复发风险方面的作用比宫颈鳞癌更为有效，对那些有复发高危因素者，即使淋巴结阴性（没有淋巴转移），也建议术后辅助放疗。

关于化疗，有研究显示，如果宫颈腺癌患者未接受化疗，其5年生存率比宫颈鳞癌低，局部复发与远处转移率比宫颈鳞癌高。但是，一旦宫颈腺癌患者接受了化疗，其5年生存率、局部复发与远处转移率则与宫颈鳞癌接近；进一步分析发现，所有接受更多疗程化疗的无进展生存率和总生存率明显增高。宫颈腺癌可能比宫颈鳞癌隐藏着更多微小转移灶，化疗对宫颈腺癌有着更重要的作用，因此，宫颈腺癌患者能从更多疗程的化疗中获得更多的益处。还有，宫颈腺癌对以铂类及紫杉醇为基础的联合化疗方案比宫颈鳞癌更为敏感。

另外，对于希望保留生育功能的原位腺癌患者，可行宫颈锥切术，但要保证切缘阴性，术后需要密切随诊。

55. 什么是宫颈癌生物治疗？

生物治疗通常是指通过调动机体的防御机制或借助生物制剂的作用，以调节机体的生物学反应，从而抑制或阻止肿瘤生长的治疗方法。

生物治疗已成为继手术、放疗、化疗之后的第四大肿瘤治疗模式。并因其安全、有效、毒副反应低等特点，被认为是本世纪肿瘤综合治疗模式中最活跃、最有前途的手段。

目前宫颈癌的生物治疗手段主要包括抗体治疗、细胞因子治疗、过继免疫治疗、疫苗治疗和基因治疗等。

生物治疗相比较于其他治疗手段，具有其独特的优势。肿瘤的传统治疗侧重于肿瘤本身的生物学特性，如采用手术、放疗局部控制肿瘤，通过化疗控制复发和远处转移。但手术不能解决肿瘤细胞的扩散、转移问题；而放、化疗是一把

"双刃剑"，在杀伤肿瘤细胞的同时，对正常细胞以及机体的免疫、造血功能也有损害。在正常生理条件下，免疫系统具有十分完备的监视功能，但肿瘤患者特别是晚期患者的免疫功能处于抑制状态，不利于肿瘤的控制和清除。生物治疗主要是激活或恢复免疫系统抗肿瘤平衡状态，以期达到杀灭肿瘤细胞的目的；同时，机体内免疫细胞分布广泛，可以杀灭残存的肿瘤细胞；并且生物治疗可以提高患者的生活质量，以及机体的免疫和造血功能，对于增强放、化疗的耐受及治疗效果具有重要作用。

56. 什么是宫颈癌综合治疗？

宫颈癌基本治疗手段为手术治疗及放射治疗，随着临床医学研究的进步及基础医学研究的进展，治疗技术日益提高，治疗方法日益完善，目前的治疗趋势是强调多学科、多层次、多方法的综合治疗，包括手术治疗、放射治疗、化学药物治疗、生物免疫治疗等。

综合治疗的方式，可以根据宫颈癌的临床分期、组织学分化程度、病理类型、宫颈局部肿瘤体积大小、淋巴结有无转移、切缘是否干净、脉管有无瘤栓、有无宫旁浸润和肌层浸润深度等，以及患者身体条件、经济状况、医院设备条件、医师技术特长等，可将上述两种或多种不同治疗方法有机结合，目的是以整体观念针对不同患者的具体情况进行个体化治疗，以期提高宫颈癌治疗效果，减少并发症发生。

57. 中西医结合治疗宫颈癌有何意义？

中医认为宫颈癌属"崩漏"、"五色带下"、"瘕聚"的范畴。

中医治疗宫颈癌的基本原则是扶正祛邪。扶正与祛邪并重，通过扶正来改善机体免疫状态，调节人体阴阳气血平衡，增强对外界恶性刺激的抵抗力；通过祛邪来抑制癌细胞生长，促进癌细胞凋亡，从而达到抗癌抑癌，延长生命，恢复健康的目的。

宫颈癌手术前可配合中药治疗。术前由于机体内部常常存在着不同程度的机体失衡，如贫血、炎症、营养不良、精神焦虑等均可在术前 1~2 周配合中药治疗，调整阴阳气血、脏腑功能，有利于手术顺利进行和减少术后并发症的发生。

宫颈癌手术后可配合中药治疗。术后由于手术不同程度创伤可引起气血亏虚、脏腑功能低下、免疫力下降和伤口愈合困难等。可用中药调理，纠正加快术后的康复。

宫颈癌放、化疗后应用中药治疗。化疗引起的消化道反应，恶心、呕吐可用健脾、和胃、止呕中药治疗；化疗引起的骨髓抑制白细胞减少、血小板及血色素下降可用补气养血、填精益髓等中药进行治疗；放疗引起的口干舌燥、干咳少痰、尿赤便结、津液亏损，可用养阴生津、清热解毒的中药缓解。

宫颈癌放、化疗间歇期应用中药治疗。中药治疗可以进一步降低放疗并发症，并可积极预防肿瘤的复发与转移。

晚期宫颈癌失去手术或不耐放、化疗者，中医药的治疗对提高晚期患者的存活时间，改善晚期患者的生存质量，有着积极的临床意义。

总之，中医中药在宫颈癌治疗中，尚不能起到替代疗效肯定的西医放疗及手术治疗的作用，亦不主张化疗同时中医消瘀散结的抗肿瘤治疗，以免加重肝肾损害。但在辨证施治的原则基础上遣方用药，结合中药内服与外治两大疗法来治疗宫颈癌，能改善患者全身症状，缓解手术后并发症，减轻放、化疗不良反应，增强机体免疫功能，提高抵抗力，延长生存期，是目前中医药界普遍关注和推崇的一种综合疗法，也是中医药治疗宫颈癌的优势。

58. 宫颈癌中药治疗方法有哪些？其主要作用是什么？

维护生活质量，放、化疗减毒及缓解症状，是中医药一大特色；消瘤作用不强而可延长带瘤生存时间；扶正与祛邪双向调节而不同于西医西药；同病异治与异病同治，所用方剂各不相同；辨证论治、随症加减。宫颈癌放、化疗的中医药配合方法有：

（1）补气养血法

适应证：因放、化疗引起的气血不足：乏力、气短、头晕目眩、面色无华、萎靡、倦怠、自汗。血象及免疫功能低下。

方剂：补中益气汤《脾胃论》：黄芪 15 ~ 20 g，甘草 5 g，人参 10 g，白术 10 g，当归 10 g，陈皮 6 g，升麻 3 g，柴胡 3 g。

注意事项：清补、凉补为主；少用温燥之品，如红人参、鹿茸；黄芪宜生用；防止血热妄行。

（2）生津润燥法

适应证：放、化疗引起的津液亏损，肝肾阴虚：口干舌燥、烦渴消瘦、午后低热、腰酸背痛、虚烦不眠、小便短赤、大便燥结、五心烦热等。

方剂：①一贯煎《柳州医话》：沙参 10 g，麦冬 10 g，当归 10 g，生地黄 10 g，枸杞子 12 g，川楝子 5 g；②生津润燥中药：石斛、玉竹、黄精、桑葚子各 10 g 等。腹泻者慎用。川楝子苦寒伤阴，量宜小。

（3）清热解毒法

适应证：放、化疗或加热放疗引起的食管、口腔、膀胱、直肠、尿道、皮肤等无菌性炎症，以及疼痛、发热、溃疡、小便赤黄、便频等。

方剂：普济消毒饮《东垣试效方》：疏风散邪、清热解毒。黄芩 10 g，黄连 10 g，玄参 6 g，陈皮 6 g，柴胡 6 g，桔梗 6 g，连翘 6 g，牛蒡子 3 g，板蓝根 3 g，僵蚕 3 g，升麻 3 g，甘草 6 g。

中药：公英、地丁、蚤休、山豆根各 10 g 等，兼有散结及清热作用。注意不伤正气，注意部位。

（4）健脾养胃法

适应证：放、化疗引起的脾胃气虚：食欲缺乏、稍食即饱、恶心呕吐、脘腹胀满、面色萎黄。

方剂：香砂六君子汤《医方集解》：人参 10 g，白术 9 g，茯苓 9 g，甘草 6 g，陈皮 9 g，制半夏 12 g，木香 6 g，砂仁 6 g。

中药：佛手、香橼、神曲、鸡内金各 10 g，谷芽 30 g，麦芽 30 g。注意分辨湿浊及阴亏。

59. 免疫治疗对宫颈癌患者有帮助吗？什么样的患者可以接受免疫治疗？

肿瘤的免疫治疗是肿瘤生物治疗的一种，其机制是提高机体免疫系统对肿瘤的反应性或提高肿瘤的免疫原性，利用机体自身的免疫系统来直接或间接杀灭残存的肿瘤细胞。该方法针对的靶标不是肿瘤细胞，而是人体自身的免疫系统。免疫疗法只能清除少量的或者播散的肿瘤细胞，对于晚期负荷较大的实体肿瘤的疗效有限，故常将其作为一种辅助疗法，与手术、化疗、放疗等常规疗法联合应用。先用常规疗法去除大量的肿瘤细胞后，再用免疫疗法清除残存的肿瘤细胞，可提高肿瘤综合治疗的效果，并有助于防止肿瘤复发和转移。

根据机体抗肿瘤免疫效应机制，肿瘤免疫治疗主要分为主动免疫和被动（或过继）免疫治疗两大类；根据其抗原特异性（对某一种肿瘤是否有特殊或唯一的杀伤作用），各自又分为特异性和非特异性免疫治疗。特异性主动免疫治疗有：肿瘤疫苗、树突状细胞疫苗。非特异性主动免疫治疗有：各种细胞因子、化学刺激剂、生物刺激剂等。特异性被动免疫治疗有：单克隆抗体疗法、特异性过继免疫细胞疗法，后者是用已知抗原（肿瘤抗原）致敏的淋巴细胞注入患者体内后使其获得对该肿瘤抗原的细胞免疫能力，如细胞毒性 T 淋巴细胞（CTL）。非特异性被动免疫有：非特异性过继免疫细胞疗法，即未经特殊抗原致敏的正常人淋巴细胞注入患者体内后使其获得对多种抗原的细胞免疫能力，如淋巴因子激活的杀伤细胞（LAK 细胞）、细胞因子诱导的杀伤细胞（CIK）、自然杀伤细胞（NK）等。过继性免疫细胞治疗可以是输注自身肿瘤杀伤细胞，也可以是输注同种异体（正常人）肿瘤杀伤细胞。

宫颈癌的主动免疫治疗有：①重组人乳头状瘤病毒（HPV）治疗性疫苗；②多肽疫苗；③核酸疫苗；④树突状细胞疫苗等。均处于研究阶段，尚未应用于临床。

目前应用于临床的宫颈癌被动免疫疗法主要有：①细胞因子疗法：主要有IL－2和IL－12、干扰素（IFN）、胸腺素、集落细胞刺激因子（CSF），上述细胞因子一般与其他生物治疗方法或化疗药物联合应用，既可以全身应用，也可以局部应用；②过继细胞免疫治疗：如树突状细胞（DC）和细胞因子诱导的杀伤细胞（CIK）联合放疗或化疗，能提高患者的免疫功能并延长生存期。

不是所有的宫颈癌均适合选择免疫疗法，要根据临床分期、肿瘤大小、患者身体状况、经济条件、医院条件等不同情况来定。早期宫颈癌手术治疗后没有复发、转移的高危因素可以不用辅助免疫治疗。晚期宫颈癌肿瘤体积大，免疫治疗的效果有限，也不适合应用。早期宫颈癌术后，或局限的晚期宫颈癌放疗杀死大部分肿瘤细胞后，均存在复发或转移的高危因素，可以在术后或放疗后再辅助应用免疫疗法，对防止复发或转移、延长生存期有一定效果。但应注意对发热、过敏体质、身体一般情况差、合并重要脏器功能异常等情况之一的患者应避免应用，以免发生意外。

60. 患者如何配合医生做好治疗？

宫颈癌患者在接受各种治疗期间，会有各种心理或身体的异常情况，患者首先需要在精神上坚强一些，这些不适或异常是暂时的，为了取得好的治疗效果，要做出最大的努力配合医生进行治疗。前面说了化疗的注意事项，下面主要是手术前及放疗期间的注意事项。

（1）手术前的准备

1）阴道冲洗：女性的盆腹腔可通过输卵管、子宫与阴道相通，手术切除子宫时病菌可能会由阴道进入盆腔，而且宫颈的肿瘤本身就容易合并感染。因此，术前进行阴道冲洗可降低手术后感染的几率。

2）手术野皮肤准备：一般在手术前1天进行手术野周围皮肤准备，包括剃净整个术野的毛发，用肥皂水洗净皮肤上的污垢，尤其要注意脐部及有皱褶部位皮肤的清洁。

3）做好全身清洁：术前1天洗头、洗澡、剪指（趾）甲和更换洁净的患者服。

4）饮食的准备：为作好肠道清洁准备工作，术前1天进半流质饮食，通常需服用泻药或进行清洁灌肠，晚上8：00以后禁止饮食。

5）手术当天的准备：手术当天早晨需由护士插导尿管，阴道内填塞纱条。

同时要摘掉发夹、活动性义齿和戒指等，贵重物品交家属保管。手术期间患者家属需在等候区等候，以备医生必要时需向家属说明某些手术中出现的特殊情况。

（2）放疗期间需注意什么？

1）后装放疗期间需阴道冲洗：经阴道腔内后装放疗期间及腔内放疗结束后半年内，应坚持每天用高锰酸钾稀释液或清水冲洗阴道，以防出现阴道粘连、闭锁和子宫腔内积液。通常多次后装放疗后阴道壁会有不同程度缩窄、僵硬，使性生活受到一定影响。如能坚持阴道冲洗，并在医生的指导下使用阴道扩张器，可以减轻阴道缩窄、僵硬的程度，有利于维持较好的性生活。

2）如何调理饮食：放疗期间及放疗后可能会并发放射性肠炎。患者应多饮水，宜多喝蜂蜜水；注意调整饮食，避免刺激性大的食物，适量进食红薯、香蕉等通便食品，保持大便为软便，避免因便秘而诱发肠道出血。可辅助中医中药调理，注意补充维生素。

3）保护放射区域皮肤：放射区域的皮肤常会因为放射性皮炎而出现色素沉着，有些患者会出现皮肤、黏膜溃疡。应穿着宽松、质软的衣物，避免摩擦放射区域的皮肤；宜用清水清洗，勿用有刺激性的浴液或香皂。出现皮肤、黏膜溃疡时，注意保持清洁，切勿擅自涂抹药膏或中草药。可以在医生的指导下使用促进表皮生长的药物或维生素制剂。皮肤、黏膜溃疡常引起疼痛，可适当应用止痛药。

61. 为什么要提倡宫颈癌多学科联合诊治？

随着现代医学研究的进展，肿瘤治疗的手段越来越多。宫颈癌的治疗治愈率提高，需要利用现代化手段，进行个性化治疗，多学科联合诊疗就是综合应用多种治疗手段，给每一位就诊的宫颈癌患者量体裁衣制定诊疗方案，不但能提高肿瘤治疗的有效率，还能减轻患者经济负担。这就需要多个学科医师的密切协作，实行"多对一"预约式高级医疗服务，共同会诊并制定出一体化的综合治疗方案，使各种治疗手段科学有序地进行。在医学发达的国家和地区，多学科会诊已经成为肿瘤患者就诊的常规模式，它整合了肿瘤医院多学科专家的技术优势和集体智慧，实行首席专家负责制，特别强调以人为本、以患者为中心，改变过去单科作战的形式，使患者看病"一步到位"成为可能。

62. 多学科联合治疗宫颈癌的意义何在？

宫颈癌的治疗涉及多个学科的多个方面，如不同的病理类型放、化疗等治疗方案不同；放疗计划和方案的制定是基于 CT 或 MRI 影像学癌灶的位置、大小和形状等；手术治疗是基于妇科肿瘤专业医师的准确临床分期，以及标准到位的根治性手术范围等；化疗方案的制定与实施需要肿瘤药物治疗学和内科综合知识的运用；有的宫颈癌患者还可以考虑经血管介入行动脉灌注化疗或动脉化疗栓塞治疗；甚至辅助热疗、射频消融、超声聚焦治疗等物理治疗；新开展的分子靶向治疗、免疫治疗、基因治疗等；还有中医药治疗作为放、化疗的辅助也起到很好的作用。多学科联合治疗的方式，可以根据患者的具体情况选择上述两种或多种学科的不同组合。

癌症是一种全身性疾病，患者是一个有机整体，宫颈癌也不例外，虽然病变看似局限于宫颈，实际上患者体内从整体上发生了相应的改变，例如患者全身的免疫系统对肿瘤处于免疫抑制状态，除很早期的宫颈癌外，肿瘤细胞已进入人体外周血液循环中（称为循环肿瘤细胞）等。所以宫颈癌的治疗应该从整体医学观念出发，以患者为中心，实施个体化的治疗方案，才能使治疗方案符合疾病发生、发展的内在规律和本来面目，才能使治疗效果达到最优化、副作用或并发症最小化，多学科联合治疗的意义也正在于此。

63. 宫颈癌的治疗效果取决于哪些方面？

早期宫颈癌的治疗效果很好，经过手术或放射治疗，Ⅰ期宫颈癌患者的 5 年生存率可达90% 以上；Ⅱ期和Ⅲ期宫颈癌的 3 年生存率分别为 60% ～70% 和30% ～40%；Ⅳ期宫颈癌的 5 年生存率只有 15% 左右。因此，早发现、早诊断、早治疗是提高宫颈癌治疗效果的重要条件。

早期宫颈癌手术后的治疗效果还要看是否有复发、转移的高危因素，这些高危因素有：宫颈局部肿瘤体积大、淋巴结转移、切缘阳性（癌灶未切干净）、脉管瘤栓、宫旁浸润和肌层浸润较深等。如果有高危因素，只手术治疗是不够的，还要进一步辅助放、化疗。

宫颈癌的临床分期晚、组织学分化低、病理类型为腺癌及腺鳞癌的治疗效果较差；具有高危因素的较早期宫颈癌和晚期宫颈癌的治疗效果还取决于患者的身体条件是否能够承受后续的综合治疗；是否能按时顺利完成足够的放疗、化疗疗程，还有对放疗、化疗是否敏感；是否出现严重的放疗或化疗不良反应等多方面的因素。

64. 宫颈癌近年有哪些新的治疗方式？

随着临床医学研究的进步及基础医学研究的进展，以及对整体观念、个体化治疗理念的重视，宫颈癌治疗技术日益提高，治疗方法日益完善。目前宫颈癌综合治疗中的手术治疗、放射治疗、化学药物治疗、生物免疫治疗等各方面均有新的治疗方式在临床上得到推广应用或正在进行临床试验，目的是在提高宫颈癌治疗效果的同时改善患者的生活质量。

（1）手术方式的改进：如保留生育功能的根治性宫颈切除术，手术后患者虽有一定比率的受孕率，但流产率和早产率较高；腹腔镜下宫颈癌手术，具有与传统开腹根治性子宫切除术相同的疗效、复发率、5年生存率，尤其适用于较肥胖的早期宫颈癌患者；保留神经功能的广泛性子宫切除术，减少膀胱并发症，减少尿潴留，提高患者生活质量。机器人辅助宫颈癌手术，开展单位少，价格昂贵。

（2）复发性宫颈癌的靶向治疗：采用化疗联合血管生成抑制剂如贝伐珠单抗，选择性地与人血管内皮生长因子，起到协同抗肿瘤作用。

（3）免疫治疗：肿瘤的发生、发展与预后与机体的免疫状态相关。通过主动和被动增强免疫力，重新激发机体免疫系统清除肿瘤细胞的能力，可以减少复发。

65. 宫颈癌后装治疗是什么？

后装治疗是医生先把不装有放射源的容器置于治疗部位，然后再将放射源送入容器内进行放射治疗，也叫"后装放疗"、或"内放疗"、或"近距离治疗"。当代后装治疗由电脑控制的治疗计划系统及治疗控制系统实施，后装放疗与体外照射为宫颈癌基本疗法，后装放疗有着不可替代的作用，两者的合理配合是宫颈癌治疗成功的关键。

66. 宫颈癌治疗后还会复发吗？间隔多久应复查？

各期宫颈癌治疗后都可能有一部分患者会出现复发或转移。因此，要按照医生的要求定期去医院复查，有助于及早发现问题。通常患者在治疗结束第1~2年内应每隔1~3个月到医院复查一次，第3~5年内每3~6个月复查一次，5年以后每年复查一次。复查内容包括妇科检查、细胞学检查、盆腹腔超声波或CT/MRI、胸片、肿瘤标记物等检查。

67. 宫颈癌复发的高危因素有哪些？

宫颈癌复发的高危因素有：临床分期晚、组织学分化低、病理类型为腺癌及腺鳞癌、宫颈局部肿瘤体积大（>4 cm），术后病理发现有：淋巴结转移、切缘阳性（癌灶未切干净）、脉管瘤栓、宫旁浸润和肌层浸润较深等因素。

68. 宫颈癌复发有什么征兆吗？

不少患者治疗结束后，非常担心复发的问题，心理压力很大，身体稍有不适就异常紧张，寝食难安；也有一些患者麻痹大意，出现了明显的复发征象也没有及时就诊，延误了进一步的治疗。

宫颈癌复发的征象随复发部位的不同而异。不少复发的患者并没有明显的表现。如果复发病灶主要位于阴道和子宫，阴道分泌物增多和阴道流血是常见征象，有时会出现大量水样伴恶臭的阴道分泌物，并可能出现阴道大出血。

如果复发病灶主要位于盆腔内或盆侧壁，则可能出现下腹部、腰骶部和下肢疼痛，疼痛多出现在身体的一侧，有时伴有一侧下肢逐渐加重的水肿。

上述征象并不是宫颈癌复发所特有的，治疗的不良反应和并发症，或其他疾病也有可能引起上述不适。出现上述情况时要及时就诊，做进一步检查以鉴别是否为肿瘤复发所致。

69. 宫颈癌复发后如何治疗？治疗效果如何？

宫颈浸润癌治疗后，约有 35% 将来会复发，且 75% 发生于初始治疗后 2 年内。目前仍采用多种手段综合治疗复发性宫颈癌。

对宫颈癌的初次治疗，无论采用手术还是放疗，其复发后由于解剖结构改变、周围组织粘连等易给再次治疗带来严重的并发症。因此，在治疗前要完善相关检查，如应用乙状结肠镜、全消化道造影、静脉肾盂造影等以了解复发癌灶与周围组织的关系，并根据初次治疗的方法、复发肿瘤的部位和范围、复发离初次治疗的时间及患者的全身状态制定个体化治疗方案。

（1）姑息治疗：对大多数复发及难治性宫颈癌的治疗只能是姑息治疗。如果患者系放疗后非盆腔中心性复发或远处广泛转移，或已经失去手术、放疗机会的复发，全身化疗可作为一种姑息性治疗措施，目的是减轻症状、改善生活质量和延长生存期。

（2）手术治疗：初次治疗使用放疗者，往往不允许再施以足量的放疗，以免引起临近健康组织放疗后的累积损伤。所以大部分放疗后盆腔局部复发的患者不适合再次放疗，而是首选手术治疗。而且手术治疗只适合于放疗后盆腔中心性复发的患者。

（3）放射治疗：放疗通常是作为宫颈癌广泛切除术后局部复发的治疗手段，而对于放疗后的宫颈癌盆腔局部复发不适宜再次放疗，因首次治疗采用放疗的患者，受放疗总剂量的限制，不能给予复发部位肿瘤足够的放疗剂量。

对手术后局部盆腔淋巴结和/或阴道复发的宫颈癌患者可以进行常规复发放疗，并根据复发部位选择不同的放疗方法。放疗后复发患者 5 年的平均生存率可以得以提高，仅有阴道复发的患者 5 年生存率高于仅有淋巴结复发的，且有阴道复发的患者放疗后的疾病进展速度也低于仅有淋巴结复发的。

（4）同步放、化疗：对手术后复发可以接受放疗的患者，可在放疗同期进行化疗，可以得到更好的治疗效果。

宫颈癌患者一旦复发，治疗困难，治愈的可能性很小，预后差，平均存活期为 7 个月。早期发现复发病变对预后仍然十分重要，姑息性治疗是有益的。

70. 宫颈癌术后复发还能手术吗?

宫颈癌术后复发能否手术，要根据初次治疗的方法、复发肿瘤的部位和范围、复发离初次治疗的时间及患者的全身状态来确定。总的来说，复发后可以手术治疗的患者只占少数，对大多数复发及难治性宫颈癌的治疗只能是姑息治疗。

大多数放疗后盆腔局部复发的患者可以首选手术治疗。而且手术治疗只适合于放疗后中心性复发的患者。对于放疗或手术加放疗后盆腔局部复发而无远处转移的中心型复发患者，通常进行盆腔脏器廓清术，其中子宫和/或阴道复发患者可以行广泛性子宫切除，或同时进行盆腔淋巴结清扫。

尽管宫颈癌局部复发可以手术治疗，但是患者是否适合手术治疗还是要慎重，手术治疗仅适合那些复发后身体条件仍较好的患者。这种被称为粗放的、具有毁坏性的手术有相对较高的并发症。有研究报道称，有 50% 的患者会出现诸如感染、肠梗阻、尿瘘、肠瘘等并发症，但手术治疗仍然是患者的唯一生存机会。目前有学者提出，应在术前行腹腔镜探查术，严格筛选可行手术治疗的患者，以减少不必要的副损伤和并发症。

（林仲秋　凌　斌　张　平　周　琦　陈庆云
丁　超　黄　裕　李　莉　李雨聪　梁　静
龙行涛　谢玲玲　邹冬玲）

第六部分　宫颈癌患者的生活保健

1. 宫颈癌患者治疗结束后还能有性生活吗？

（1）一般来说，若患者恢复正常的话，可于术后 3 个月伤口完全愈合或放疗后半年恢复性生活，宫颈癌治疗后身体恢复正常，是可以有性生活的。正常和谐的性生活可以调节维持机体正常内分泌功能，对机体免疫功能的发挥是必要的。

（2）宫颈癌治疗后不影响性功能，不丧失女性特征和性感。

（3）某些广泛性手术造成的器质性改变，可以进行二期手术，重建外阴或阴道，以恢复性生活。

（4）放疗后阴道可能会变短或变窄，应鼓励尽早开始性生活，以利阴道的恢复。性交困难者，可局部应用雌激素药物霜剂。

2. 宫颈癌患者性生活会传染吗？

从癌症发生的因素看，宫颈癌是不会传染的，到目前为止，没有发现癌症发生传染的令人信服的证据。性行为是生殖道人乳头瘤病毒感染最常见的传播途径，而人乳头瘤病毒感染是宫颈癌发生发展的首要因素和始动因素。活跃的性行为是宫颈癌发生最密切的高危因素。如有多个性伴侣、性生活紊乱、初次性生活年龄过小，以及与高危男子（患有阴茎癌、前列腺癌、包皮过长或与患宫颈癌的女性有性接触的男性称为高危男子）的性行为等均可使宫颈癌的发病风险增加。需有节制的性行为和性交时采用避孕套可以明显降低宫颈癌的发病。

3. 宫颈癌患者性伴侣应注意什么？

大量流行病学研究证实，性生活过早、过密、多个性伴侣、性生活紊乱可使宫颈癌的患病危险性增高，尤其是高危男子。宫颈癌患者的性伴侣有其他多个性伴侣者比没有者患宫颈癌的风险增加 2～3 倍。因此，提倡一夫一妻制，以及性交时采用避孕套。

（1）接受了根治性全子宫切除的患者，由于阴道有部分被切除，阴道较短，所以过性生活时避免过于剧烈及深入。

（2）合并双侧卵巢切除的患者，性交时阴道较干涩，夫妻间可通过如拥抱、爱抚、亲吻等刺激，增加阴道的分泌物，或使用经医师许可的水性润滑剂，以获得性满足。

（3）患者术后加强会阴骨盆底收缩运动，改善骨盆肌肉的强度与张力后，会有助于夫妻性生活的感受。此外，夫妻双方应认识到，性生活不单只有性交，还有很多可替换的代偿性性活动，如：拥抱、爱抚、亲吻及皮肤接触等，以获得性满足。

（4）治疗后的患者和其丈夫双方都应特别注意保持性生活卫生和有规律、有节制的性生活。丈夫要给予更多的理解和爱抚，以达到性的和谐，共同创造战胜癌肿的"第二个蜜月"。

（5）在恢复性生活的初期，有的患者易出现疼痛，或因阴道上皮抵抗力下降，易发生损伤和感染，出现阴道分泌物增多、阴道出血等。遇此类似情况应及时就医，以便得到治疗和指导，并排除癌肿复发。

4. 如何通过改善日常生活习惯，减少癌症的发生？

（1）养成良好的生活习惯，改变不良的生活方式：高脂肪、高热量的食物加上缺少运动，对人们身体健康非常不利。吸烟会增加浸润性宫颈癌的发生，日常生活中要养成良好的生活习惯。不要吸毒、吸烟、酗酒，作为女性，洁身自好是前提。要预防癌症的发生，人们首先要爱护自己、爱护环境。

（2）注意卫生，勤洗手：饭前饭后，大小便后要洗手。勤洗手是有效防止疾病传播的手段。日常生活中，女性朋友们要注意性卫生，适当节制性生活，月经期和产褥期要避免性生活。同时还要注意双方生殖器官的清洁卫生，杜绝多个性伴侣。女性经期也要注意个人卫生，勤换内衣裤。

（3）预防并治疗宫颈糜烂和慢性宫颈炎：日常生活中广大朋友们应积极预防宫颈糜烂和慢性宫颈炎。分娩时宫颈裂伤要及时修补。积极预防可能诱发宫颈癌的其他妇科病也很重要。

（4）晚婚晚育、少生优生：晚婚晚育，推迟性生活的开始年龄；少生优生，减少生育次数，都可以降低宫颈癌的发病几率。

（5）日常生活中要注意爱护自己的身体，积极预防疾病，早发现、早治疗。

除此之外，保证丰富的营养也可以预防宫颈癌的发生，专家指出，胡萝卜素、维生素 A、维生素 C、维生素 E 等都能预防宫颈癌的发生。

5. 宫颈癌患者穿着应注意什么？

（1）穿着纯棉内裤：真菌易在潮湿温暖的环境中生存，因此穿着透气、宽松的纯棉内裤可以减少或防止真菌感染。

（2）保持清洁卫生的生活环境：保持清洁的生活环境，有性生活的女性应该保持床单干净清爽。

6. 宫颈癌患者如何调节心理状态?

（1）正确认识疾病：不要害怕，也不要自责。应用科学的解释，了解疾病的一般知识，如病因、症状和预后。减少不必要的烦躁忧虑，坚定信心，接受治疗。

（2）积极配合治疗：得了病并不可怕，积极配合家人及医生进行积极的治疗，坚强起来。

（3）放下自己：需要面对现实，正确认识自己治疗前后的变化。相信医生及家人，积极交流，自由表达出自己的情感。

（4）控制自己的情绪：多想亲人照顾我们的好处，经常在思想里产生感激家人的心理，这样就会减少我们生气。逐渐使自己养成以平和的心态去对待生活中的事与人。

（5）理解身边的亲人朋友：我们的家人都承受着莫大的精神压力。而且她们还要张罗为我们治疗而操心。要理解，她们的痛苦远比我们的痛苦大。我们要充分理解她们，也要给她们减压，要重视精神的力量。

总之，我们要以积极的心态面对自己、面对家人、面对一切。以一颗感恩的心感谢家人对我们的照顾及在治疗中作出的努力。努力调整好自己的心态，使自己尽快地走向健康的轨道。

7. 宫颈癌患者能否吸烟、喝酒?

宫颈癌患者不应该吸烟、喝酒。吸烟、饮酒可使机体免疫功能低下，可以增加宫颈癌患病风险。有研究报道，随着吸烟的数量、持续时间的增加，吸烟引起宫颈癌的风险增加。曾经吸烟与从未吸烟者相比，患宫颈癌的风险增加 $2 \sim 3$ 倍。因此，宫颈癌患者应保持健康良好的饮食生活习惯，应戒烟、戒酒。同时还需要注意的是被动吸烟，远离二手烟。

8. 宫颈癌患者手术后泌尿道功能如何保健?

（1）加强心理护理，树立信心，特别是对疼痛敏感的患者要鼓励其多饮水及自解小便。

（2）对膀胱功能进行训练，可行盆底肌肉训练、腹肌锻炼。

（3）物理疗法：部分术后尿潴留患者进行热滚动按摩疗法。

（4）中医中药：中医针灸、穴位疗法具有显著疗效。

9. 宫颈癌患者手术后肠道功能如何保健?

（1）食用富有营养的高蛋白、高维生素的饮食和新鲜水果蔬菜，忌用烟酒、辛辣刺激食物和生冷、油腻厚味饮食，保持大便通畅。

（2）进行腹部肌肉放松抖动锻炼及个体化排气训练。术后咀嚼口香糖对胃肠功能恢复也有效。

（3）此外，可进行适当中药调理及针灸、穴位按摩（如按摩涌泉穴）等方法。

10. 宫颈癌患者手术后阴道功能如何保健?

宫颈癌患者手术治疗术中需切除 2～3 cm 阴道，术后阴道较术前短，阴道顶端为切除宫颈后的阴道断端，该断端术中是用可吸收缝线缝合，术后该缝线会自溶、吸收，该断端需 3 个月才能长牢靠，术后需禁同房、盆浴 3 个月。因缝线溶解吸收过程中会有分泌物，需保持外阴干净干燥，勿私自购买洗液外用，坚持每天用温水清洗，勤换内裤。若有瘙痒、白带发黄或白带有异味，及时到医院检查，必要时需治疗阴道炎。术后需定期随访，术后 1 年需 3 个月复查一次阴道断端细胞学；术后 2～3 年需 3～6 个月复查一次阴道断端细胞学；术后 4～5 年需 6～12 个月复查一次阴道断端细胞学，需警惕阴道断端发生癌变。

11. 宫颈癌患者卵巢功能如何保健?

早期宫颈癌患者可选择手术治疗，术后需根据病检结果是否有高危因素而选择放疗或化疗辅助治疗。手术当中年轻患者可以保留双侧卵巢，将双侧卵巢移位到左右髂窝处等盆腔放疗照射野范围以外，这将保护患者卵巢功能不被射线破坏。为年轻患者保留了卵巢功能。对于中、晚期宫颈癌需进行同步放、化疗，可在放、化疗前腹腔镜下进行卵巢移位，避免放疗对卵巢的影响，从而保留卵巢功能。

12. 如何提高晚期宫颈癌患者的生活质量?

晚期宫颈癌症状重，预后较差，患者的生活质量明显下降。目前临床上对于晚期宫颈癌的治疗较困难，多采用的治疗是同步放、化疗；若行手术治疗则是盆腔脏器清除术，手术范围大，术后并发症较多，需综合考虑疗效，极可能导致的对生活质量的影响，应谨慎抉择。晚期患者还会有癌性疼痛、阴道出血甚至大出血症状，都需对症治疗。此外，需要对症治疗各种治疗方法带来的副作用，尽量减少副作用的发生，进而提高患者的生活质量。

13. 长期服用中药可以减少宫颈癌的复发吗？

长期服用中药不可以减少宫颈癌的复发。许多患者认为中药是万能的，连癌症也可以完全治愈，这是一个误区。中药博大精深，我们需要用好它，用在刀刃上，起到事半功倍的作用。术后我们可以服用中药调理身体，但不应抱着中药可以减少宫颈癌复发的幻想，中、长期服用中药可能对肝肾功能有一定影响，是药三分毒。术后可以适当的选用中药治疗，以减轻术后放疗或化疗带来的副作用。

14. 宫颈癌患者放射性直肠炎会转变成直肠癌吗？

放射性直肠炎是宫颈癌患者接受放射治疗的常见并发症之一，可能出现长期的腹泻、疼痛、便血、腹部不适、里急后重、肠道狭窄、梗阻等症状。中、重度的放射性直肠炎需停止放疗，予以消炎、止血、解痉等药物治疗。放射线在杀死癌细胞的过程中，同样会杀死正常的细胞，可以使正常的细胞发生癌变，但放射性直肠炎转变为直肠癌的几率较低。

15. 宫颈癌患者可以进行日常锻炼吗？

宫颈癌患者可以进行日常锻炼，并且应该坚持每日锻炼，可以选择相对轻松的方式，比如散步、快走、慢跑、瑜伽等，不推荐游泳、爬山等运动量较大的运动。进行的日常锻炼需根据自身的身体状况而定，选择一些力所能及的，日常锻炼不在于每次运动量有多大，重要的是需要每日坚持锻炼。日常锻炼可以增加患者的抵抗力，使免疫功能增强，从而使机体可以抵抗癌细胞的侵犯。

16. 宫颈癌治疗后多长时间可以恢复工作，上班会导致宫颈癌复发吗？

宫颈癌治疗后3~6个月可以恢复工作，应选择轻松的、压力小的、节奏较慢的工作，适当工作、劳逸结合，工作的同时也需要注意休息，保证合理膳食，充足的休息睡眠时间，使患者在思想上有一个精神寄托，避免沉浸在患癌症的阴影中，保持身心愉悦，增加机体免疫力，有利于术后的恢复，减少宫颈癌的复发。

17. 宫颈癌治疗后更年期提前怎么办？可以使用激素替代治疗吗？

年轻的宫颈癌患者，手术治疗时可以保留双侧卵巢；年龄＞45岁患者不建议保留双侧附件，应行双侧附件切除术；手术治疗后的放、化疗，尤其是放疗，可能对卵巢功能有一定影响，治疗后可能出现更年期症状，可以给予天然植物类激素莉芙敏替代治疗，可以有效缓解更年期症状，特别是缓解潮热、盗汗、睡眠障碍、情绪障碍等症状，在服药的同时需补充钙剂。对于病理类型为鳞癌的患者，可在医生指导下应用激素替代治疗，可选用单纯雌激素或雌、孕激素联合治疗，激素替代治疗不增加复发风险，但特殊类型宫颈癌如腺癌或小细胞癌应慎用雌激素。

（林 安 王 平 王琪琳）

第七部分 宫颈癌患者的生活护理

1. 宫颈癌患者需要每天用药水洗外阴吗？平时应怎样进行个人卫生护理？

宫颈癌患者不需要每天用药水洗外阴，但需保持外阴清洁，可每天用温热水冲洗外阴2次，建议准备专用的冲洗用物，如：盆、毛巾等。平时应尽量保持外阴清洁干燥，每天更换棉质内裤，有条件者可将换洗好的内裤暴晒于日光之下，通气消毒，防止细菌感染；避免穿紧身化纤衣裤，以宽松的棉制品为宜；尽量不要在公共场所游泳、沐浴，以免交叉感染；注意保持外阴局部皮肤及黏膜完整性，避免使用肥皂等碱性大的物品清洗外阴，局部出现瘙痒等症状时，切忌用力搔抓外阴。注意观察阴道分泌物的量、颜色、性状等，若有异常应及时就医。

2. 宫颈癌患者术前怎样进行饮食护理？

宫颈癌患者术前合理的营养支持，能够增强体质，提高对手术的耐受性，有利于术后康复，因此建议患者进食优质动物蛋白、热量较高、富含维生素、脂肪较低、不油腻辛辣的食物。食欲缺乏者可少食多餐。术前3天开始给予少渣半流食（如瘦肉粥、蒸蛋、面条等），术前1天给予流食（如鸡汤、鱼汤、蛋花汤等），术前8小时禁食、禁饮，确保麻醉的安全性。

3. 宫颈癌患者手术前为什么要肠道清洁？

由于宫颈癌手术范围大，且子宫前有膀胱，后有直肠，为保证手术安全，充分暴露手术野，避免手术麻醉后肛门括约肌松弛大便溢出，以及术中不幸损伤肠道后大便污染术野，导致修补困难及术后肠瘘、肠胀气、便秘等，需进行肠道清洁。

4. 宫颈癌患者术前如何进行肠道清洁？

术前3天开始严格执行饮食指导，先软食，再流质饮食，同时予庆大霉素、甲硝唑口服，每天3次，术前1天给予缓泻剂排空肠道，术前晚及术日晨分别清洁灌肠1次。

5. 宫颈癌患者术前如何进行阴道准备?

术前 3 天开始给予 0.05% 碘伏温开水溶液行阴道冲洗,每天 2 次,冲洗时应动作轻柔,冲洗范围应包括阴道穹窿,尽量避免反复接触宫颈癌灶,防止癌灶破溃出血,术日术前半小时常规外阴剃毛备皮。

6. 宫颈癌患者广泛子宫切除术后如何训练膀胱?

宫颈癌手术必须广泛分离膀胱后壁及其周围组织,游离输尿管末段,大块切除宫颈及阴道上段旁组织,同时也难免切断为数较多的支配膀胱的神经纤维,加上手术分离膀胱时对膀胱壁的压挫伤,都是术后膀胱排尿功能障碍的因素,所以术后膀胱功能锻炼非常重要。

(1)术后第 1 天患者在床上每隔 2 小时作翻身运动。

(2)术后第 2 天患者卧位作伸臂举腿运动,每次 10 分钟,每天 3 次,拔除镇痛泵后带尿管、尿袋下床活动。

(3)术后第 3 天可在卧位时作双腿骑单车运动或用手扶床沿做下蹲运动,连续 5～10 次,每天 3 次。

(4)会阴肌肉收缩运动:收缩时如同憋尿时的感觉一样,吸气时收缩,呼气时放松,卧位、坐位或站立位均可,维持 5～10 秒,重复 5～10 次,3～4 次/天。

(5)从第 5 天开始作腹部肌肉及盆腔肌肉收缩运动:配合腹部收缩运动,吸气时除收缩腹肌外,也紧缩骨盆肌肉、肛门和阴道,维持 3～5 秒,呼吸时逐渐放松。直至拔除尿管。

(6)拔尿管前夹闭尿管定时开放(白天定时开放,个性化放尿;夜间持续开放),锻炼膀胱在充盈状态和空虚状态交替,为拔尿管做准备。

7. 宫颈癌患者术后经常便秘怎么办?

宫颈癌患者术后由于身体比较虚弱,加上手术的刺激,盆底空虚及肠道功能的紊乱,所以出现便秘是很常见的症状。建议:①指导患者养成定时大便的习惯,有便意时不能拖延,要尽快如厕;②禁烟、酒及辛辣食物,多喝水,多吃富含纤维素的蔬菜水果,如香蕉、红薯等,保持大便柔软通畅;③晨起空腹喝一杯蜂蜜水有利于排便;④便秘时还可用开塞露或肥皂条塞入肛门,以润滑肠道,顺利排便,也可以加服麻仁丸、果导、福松等中成药协助排便。

8. 宫颈癌患者术后会阴肿胀怎么办?

宫颈癌患者术后会阴肿胀多因手术清扫盆腔淋巴结后,导致淋巴回流障碍甚至淋巴囊肿形成，出现这种情况的患者应抬高下肢，避免久坐或站立，有利于协助淋巴、血液回流；此外，每日可给予淡碘伏水常规擦洗会阴，嘱患者勿搔抓会阴或反复摩擦肿胀部位皮肤，以防皮肤破溃造成感染；然后予50%硫酸镁溶液对局部肿胀皮肤进行湿热敷，温度以40℃～50℃为宜，持续15～20分钟，每天3次，协助肿胀消退。

9. 宫颈癌患者放疗中及放疗后都需要阴道冲洗吗？用什么药物冲洗更好？

放疗中及放疗后均需要阴道冲洗，一方面冲掉坏死脱落组织，增加放疗敏感性；另一方面保持阴道清洁，预防感染及粘连。用温开水冲洗外阴，每天2～3次，保持外阴清洁干燥；清洗外阴时可准备专用浴巾和水盆，不要在设施不完备的游泳、洗浴场所游泳、沐浴，以避免交叉感染。术后患者不必阴道冲洗。

根据患者病情选择冲洗液，如0.1%新洁尔灭、1%～2%碘伏溶液、中药配方等，在医生指导下使用。

10. 宫颈癌患者放疗期间腹泻怎么办？

放疗期间腹泻常常是因为放射性肠炎所致，患者不必过分紧张。轻微腹泻患者，遵医嘱用药，如思密达、易蒙停等，调理肠道，治疗期间密切观察患者腹泻的次数、大便的性状及有无腹痛等，检测患者有无脱水及电解质失衡的状况，严重腹泻者需暂停放疗并给予相应治疗。放疗期间，应指导患者通过进食清淡、易消化的食物（蔬菜、水果、饮料、汤类等），保持每日所需能量和营养，必要时需通过静脉补液、补钾等及时维持水、电解质平衡。

11. 宫颈癌患者放疗期间尿频、尿急怎么办？

宫颈癌患者在放射治疗过程中如出现尿频、尿急、尿痛，则有可能患上了放射性膀胱炎，这是放疗中常见并发症之一，可以采取一些措施来预防或减轻症状，如在放疗前排空小便，保持膀胱空虚状态；腔内放疗时，可在阴道内填塞纱布，从而加大放射源与膀胱间的距离，减少膀胱的放射线接受量。嘱患者多饮水，每天1000～2000 ml，碱化尿液，必要时进行抗感染、止血及对症治疗，甚至膀胱灌注，缓解尿频、尿急等不适感，此外还要注意保持外阴及尿道口清洁，严防逆行感染。

12. 宫颈癌患者放疗期间如何进行局部皮肤护理？

宫颈癌患者放疗前，应告知患者保护照射野皮肤的重要性。放疗期间应保持照射野皮肤画线标记清晰，若发现标记模糊不清应及时告知主管医生。患者贴身衣物以宽松、柔软的棉制品为主，避免反复摩擦或搔抓皮肤、撕剥皮屑等。照射野可用温开水浸湿软毛巾轻轻蘸洗，忌用肥皂或高温热水擦洗。此外，还应保持外阴及腹股沟皮肤清洁干燥，可每日予温开水清洗。

13. 宫颈癌患者放疗期间如何调节饮食？

由于宫颈癌患者在放疗期间能量消耗较大，以及放疗可能给患者带来胃肠道的不良反应导致患者营养状况欠佳。因此，应指导患者在放疗期间进食高蛋白、高热量、富含维生素的饮食，避免吃易产气的食物（如糖类、豆类、碳酸饮料等），忌辛辣刺激的食物。此外，对食欲缺乏的患者，还应根据患者的口味制定花样丰富且有营养的膳食，必要时可请营养师进行协助。有人认为暖色调的食物比冷色调的食物更能引起人的食欲，因此家属在选择食物搭配时可以适当参考。

14. 宫颈癌患者放疗后血尿、血便如何处理？

血尿为放射性膀胱炎的主要表现，多数为晚期泌尿系统并发症，即放疗结束后 1~3 个月出现，往往表现为突发性血尿。主要给予对症治疗，应大量饮水排尿以冲刷膀胱，多吃新鲜水果和蔬菜，必要时静脉用止血药或抗生素，一般都能治愈。

便血为放射性肠炎，多数为晚期肠道并发症，包括放射性直肠炎、乙状结肠炎、直肠阴道瘘、肠粘连、肠梗阻、肠穿孔等。按程度分为轻、中、重三度：轻度主要为少量便血；中度为反复出现多量血便及黏液便，伴里急后重；重度可发展为肠道溃疡、狭窄、肠瘘等。对轻度患者不必特殊处理；中度则以消炎、止血、解痉等药物处理。出现血便一定要及时就诊，弄清楚血便的原因，根据不同病因选择治疗。

严重的血尿或血便可以致使贫血，导致重度贫血时需要输血治疗。纠正贫血，加强营养，指导患者进食少渣易消化且含铁丰富的食物（如猪肝、海带、黑木耳、鱼、鸡、牛肉、蛋、紫菜、芝麻、红枣、山药等），改善全身状况。

现代放疗技术已经有很好的膀胱和肠道的保护技术，放射性膀胱和肠道炎症发生率明显下降。但亦需关注晚期放疗并发症。

15. 宫颈癌患者放疗后为什么需要经常阴道灌洗？

无论是全盆腔或是腔内后装放射治疗宫颈癌，肿瘤组织均出现坏死脱落或炎症反应，应尽量冲洗排出，如不冲洗可致使肿瘤本身血运差，放疗敏感性低，降低疗效。治疗期间阴道冲洗每天一次，可以及时清除坏死组织，恢复瘤体组织血液供应，提高组织对射线的敏感性。

宫腔积液、积脓是宫颈癌放疗常见的并发症。腔内放疗达一定剂量后，阴道壁、宫颈管内膜因放射性炎症易导致纤维化，进而狭窄粘连，致使宫腔引流不畅，从而引起宫腔积液或积脓。一般情况下，可以通过冲洗清洁阴道，必要时扩张宫颈管达到引流的目的。

放疗后，宫颈及阴道黏膜形成纤维渗出和白细胞为主的白色假膜覆盖肿物。白色假膜一般于放疗后 3 个月左右消失，此阶段若没有继续配合阴道清洁，即使肿瘤消退情况良好，但由于肿瘤局部对感染炎症的防御被破坏，加上阴道分泌物增多，可因坏死脱落物不能完全排出体外，而导致细菌繁殖加快，合并感染机会增加，严重影响治疗效果。

因此，宫颈癌放疗后患者仍然应坚持阴道冲洗 6 个月，以防止阴道粘连和感染，以促进上皮愈合，如有宫颈粘连可探针探查宫腔，保证宫颈管通畅，防止宫腔积液、积脓。

16. 宫颈癌患者放疗后如何防止阴道粘连?

阴道冲洗可以清除脱落的坏死组织，防止感染；有引流及除臭的良好作用；并且可以促进上皮细胞愈合，避免阴道粘连。若合并感染症状，应积极配合医生使用抗感染的药物。有阴道出血者在医生的指导下进行。

宫颈癌患者放疗后，很容易发生阴道粘连，最佳的预防办法是适度的性生活。性生活的作用有：阴茎的冲击可以起到扩张阴道的作用；性交中，阴道、宫颈分泌物及男性精液的润滑、营养，加上局部的充血和适当摩擦，有利于阴道黏膜早日恢复正常；性生活使患者精神、躯体愉悦，而全身各器官功能的激发，同样有利于性器官功能康复。

17. 宫颈癌患者化疗期间应如何预防口腔溃疡?

口腔溃疡一般出现在化疗开始后 5 ~ 7 天出现，持续 1 ~ 2 周，因此在化疗开始前告知患者戒烟酒，保持规律的生活及乐观的心态积极面对化疗，并告知患者保持口腔清洁的重要性。化疗开始前积极治疗口腔疾病，如牙龈炎、龋齿等，化疗期间尽量不带或少带口腔器具，如义齿、牙套等。化疗期间应督促患者一日三餐后及睡前用软毛牙刷彻底清洁口腔，动作应轻柔，切忌用力过猛损伤口腔黏膜，并每月更换牙刷一次；化疗时嘱患者多饮水、多进食新鲜蔬菜水果，食物以高热量、高维生素、高蛋白及低脂肪的流食或半流食为主，温度适宜，切忌生、冷、硬、烫及辛辣刺激的食物，防止口腔黏膜损伤。

18. 宫颈癌患者化疗期间口腔溃疡怎么办?

根据 WHO 抗癌药急性及亚急性反应分度标准,口腔溃疡分为 5 度:0 度:黏膜正常;Ⅰ度:黏膜红斑、疼痛,不影响进食;Ⅱ度:黏膜红斑明显,疼痛加重,散在溃疡,能进食半流质饮食;Ⅲ度:黏膜溃疡疼痛比Ⅱ度明显,只能进食流质饮食;Ⅳ度:疼痛加剧,溃疡融合成片状,不能进食。

(1) 加强口腔卫生:漱口是一种非常有效的保持口腔清洁卫生的方法,漱口能除去口腔内食物残渣和部分软垢,并能暂时减少口腔内细菌的数量。最好进食后即刻漱口,因为此时会有效地把食物残渣从牙齿表面或牙缝里冲洗出来。漱口时应将含漱液含在口内,闭口,然后鼓动两腮与唇部,使漱口液在口腔内能充分与牙齿接触,利于冲洗口腔各个部位。常用漱口液有 2% 的洗必泰、3% 的 $NaCHO_3$ 液。早、晚刷牙,使用软毛牙刷。刷牙速度避免过快,有义齿者注意义齿清洁,餐后清洗,晚间冷水浸泡。

(2) 饮食注意,进食高蛋白、高维生素、清淡易消化饮食,多食新鲜蔬菜、水果。避免辛辣刺激、坚硬、带骨刺食物;戒烟、戒酒;多饮水 (> 2000 ml/d);保持口腔湿润,如疼痛不能进食时,可有 2% 利多卡因含漱缓解疼痛。

(3) 保持良好心态,充足睡眠,增强免疫力,从而提高口腔自洁能力,促进溃疡愈合。

19. 宫颈癌患者治疗结束后还应该到医院看医生吗?

答案当然是肯定的,应该定期到医院复查,宫颈癌治疗后如果不进行定期的系统的复查,不易及早发现复发转移,从而延误治疗,宫颈癌 5 年内局部复发率高。因此,出院后的复查与治疗一样相当重要,一般应遵循:出院后 1 个月复查 1 次,1 年内每隔 3 个月复查 1 次。第 2 年每 3~6 个月复查 1 次,以后每年复查 1 次或 2 次。5 年后每年复查 1 次。如出现不适症状应及时复查随访。

20. 宫颈癌患者治疗结束后应该何时复诊?

宫颈癌患者治疗结束后应告知其定期随访的意义及重要性,一般第 1 年内,出院后 1 个月行首次随访,以后每 2~3 个月复查 1 次。出院后第 2 年,每 3~6 个月复查 1 次。出院后第 3~5 年,每半年复查 1 次。第 6 年开始,每年复查 1 次。若出现不适或异常症状应及时随访。

(尹如铁　周　琦　冯荔莉　刘芳蓉　肖　静　徐小凤　张　静)

第八部分　宫颈癌患者的营养饮食

1. 宫颈癌患者在饮食上应怎样选择?

对于肿瘤患者而言,合理的饮食营养可提高机体抗肿瘤能力,能提高患者对手术、放疗、化疗的耐受性,所以科学合理平衡的饮食营养观极为重要。对于宫颈癌患者可多选择下列食物:①绿色食品:特别是十字花科植物,如西兰花、芥蓝、卷心菜、甘蓝、花菜;②红色或黄色食品:如胡萝卜、南瓜、薯类;③水果:如苹果、香蕉、梨、葡萄等;④偏凉性食物:如水鸭、鱼类、鸭蛋、甲鱼等;⑤可提高抵抗力的饮食:如黄芪、党参、红枣、淮山、枸杞、白参、西洋参等;⑥具有排毒功能的食物:如薏米、赤小豆、绿豆、冬瓜皮等。

具体食物搭配应根据患者当时的功能状态选择。

2. 宫颈癌患者手术前、后的饮食应注意什么?

宫颈癌的治疗主要是手术或放疗,对于ⅡA期以前的早期患者,尽量争取手术治疗,对于准备手术的患者,术前、术后均应加强营养。

术前注意事项:术前1～2周多食高蛋白质食物,如鸡、鸭、鱼、肉、蛋、奶等,减少含脂多的食物如肥肉等。术前2～3天进食半流质,吃稀饭、面条等。术前1天进食清淡的流质如米汤、鱼汤、果汁、青菜汤等。术前12小时禁食,术前4小时禁水。

术后注意事项:术后1～2天吃少量清淡的流质。术后2～3天如肛门已排气,可从流质过渡到进食半流质。术后3～4天,从半流质过渡到普食,以补气养血、生精填精之膳食为主,如山药、桂圆、枸杞、猪肝、甲鱼、芝麻等。术后3～4天尽量不吃牛奶、豆浆等胀气食物,多选择含铁、锌高的食物来补血及促进伤口愈合,如鱼、鸡、动物肝、鸡蛋、瘦肉等。

3. 宫颈癌患者化疗期间的饮食应注意什么?

宫颈癌患者化疗期间大多反应明显,特别是恶心、呕吐、血象下降,怎样才能保证化疗的顺利完成呢?化疗开始前要鼓励患者多进食,饮食调养以健脾补肾为主,可用山药粉、薏米粥、动物肝、甲鱼、阿胶、木耳、枸杞、莲藕、香蕉等。适当给予高蛋白、高热量、高维生素饮食,如肉、鱼、蛋、奶、杂粮、蔬菜、水果等。化疗当天将早餐提前，晚餐推后，尽量避免在化疗反应明显时进食。化疗期间应进食清淡饮食，如肉末粥、鱼片粥、蔬菜、水果等，尽量避免油腻肥厚食物，如大鱼、大肉等，应少量多餐，温度适中，进食速度尽量减慢一些。如出现消化道反应，恶心、呕吐、食欲缺乏时，应以健脾和胃的膳食调治，如蔗汁、姜汁、乌梅、香蕉、金橘等。

4. 宫颈癌患者放疗期间的饮食应注意什么？

宫颈癌患者的放疗反应主要是放射性膀胱炎、放射性肠炎，那么在饮食方面除了要高蛋白、高热量、高维生素饮食外，还要增加汤、茶水以补充足够的水分。放疗前、放疗后半小时应尽量避免进食，放疗后应静卧半小时再进食，能减轻胃肠道反应，每日补水2000 ml以上。

放疗期间可能出现放疗反应，如肠炎，应告知患者尽量禁食辛辣食物，鼓励多饮水，多吃蔬菜、水果，增加富含必需脂肪酸和油酸的大豆油、橄榄油、蜂蜜、玉米、蛋类、酸奶、鱼类、动物肝脏、胡萝卜、海带、西红柿等，适量补充抗氧化维生素如维生素C、维生素E、维生素B等减轻辐射损伤。便秘患者增加膳食纤维素摄入，如蔬菜、水果、薯类、香蕉、蜂蜜等。腹泻者减少膳食纤维素摄入，选用止泻食物：焦米汤、蛋黄米汤、苹果酱、胡萝卜粥等。

5. 宫颈癌患者怎样选择保健品？

许多宫颈癌患者在住院期间或出院后喜欢买一些保健品食用，有时候亲朋好友也会送一些保健品，那么是不是所有的保健品都能服用？当然不是。保健品其实是一种具有特定保健功能的食品，适用于特定人群，具有调节机体功能，不以治疗疾病为目的的食品。保健品有两大类：一类是营养补充剂；一类是用中药或食品中加入中药制成的保健食品。一般保健品国家规定不允许宣传治疗作用及治疗功能。对于宫颈癌患者如果想食用一些保健品，可选择一些具有增加免疫力、抗氧化、调节胃肠功能的保健品，最好不用减肥、养颜功能的保健食品，腺癌患者避免选择含雌激素保健品，购买保健品尽量到大型商场或药店。

6. 宫颈癌患者贫血应怎样食补？

宫颈癌患者的主要症状是阴道流血，容易出现贫血情况，而贫血会降低放、化疗效果，增加手术风险。那么对于贫血患者在饮食上应注意以下几点：①增加食物中铁元素来源：动物血、肝；鸡蛋；瘦肉；绿叶素；鱼类；②多吃红枣、当归、阿胶、枸杞、桂圆、花生米、新鲜水果；③避免喝浓茶及咖啡，因为会影响铁的吸收；④食物中草酸高的食物也应避免如菠菜、苋菜、鲜笋等。

7. 宫颈癌患者饮食上有哪些禁忌?

很多宫颈癌患者出院后或复查时经常会问大夫哪些食物不能吃。其实，宫颈癌患者不需太忌口，但也不能什么都吃，应该养成好的科学饮食习惯。以下几种要尽量少吃或不吃：①尽量不吃加工食品；②盐腌、熏制、发霉食物尽量不吃；③少吃油炸、烧烤类食物；④刺激性的食物如辣椒、芥末、花椒、八角、茴香、胡椒尽量少吃；⑤虾、蟹等海产品易过敏，尽量少吃；⑥公鸡、鲤鱼、狗肉、猪婆肉为大发之物，尽量少吃；⑦少吃羊肉、牛肉、韭菜、姜等。

8. 宫颈癌患者适合饮用什么茶?

经常适量喝茶是中国人的习惯，对人体健康有益，而对于宫颈癌患者来说，以饮绿茶为好，但不能太浓，因为会影响铁的吸收，隔夜茶不能饮用，空腹和临睡前不要饮浓茶。其次是适当饮用一些养生茶，如梅楂茶：乌梅 10 g + 山楂 15 g + 绿茶 10 g，煮 15 分钟。还有蜂蜜茶、菊花枸杞茶、罗汉果茶、参须麦冬饮、陈皮茶等。

9. 宫颈癌患者出院后饮食应注意什么?

大多数宫颈癌患者都会非常重视回家后的饮食，以为是越贵的食物营养价值越高，其实不然。当所有的治疗完成后，患者先调养 3 个月左右。这几个月应加强营养，每日可进食鸡、鸭、瘦肉、鱼、蛋类、水果、蔬菜及谷物杂粮豆类适量，但不要过度营养。3 个月后逐渐过渡到以富含膳食纤维植物性食物为主，粗细搭配，多吃蔬菜、水果、薯类，适当吃一些鱼、禽、瘦肉、蛋类等，经常更换食物品种，每餐合理搭配，维持理想体重。

适合宫颈癌的食疗方：①莲子煲甲鱼：白莲子 30 g + 甲鱼 1 只 + 香菇 10 g，煲 1 小时；②艾叶煮鸡蛋：艾叶 25 g + 鸡蛋 2 个煮熟后剥壳再煮 5 分钟；③薏米菱角佛手粥：薏米 20 g + 菱角肉 60 g + 佛手 10 g + 粳米 100 g 煮粥。

（史彩霞）

第九部分　宫颈癌患者的运动与康复

1. 宫颈癌患者是否能运动?

这个答案是肯定的,宫颈癌患者是能够进行适当运动的,只是应该注意运动的强度不要过大,需要根据自己的情况作出适合自己的计划。

2. 宫颈癌患者术后的运动首先开始于手术后的早期活动吗?

宫颈癌患者手术后的运动首先开始于手术后的早期活动,早期活动有助于提高通气量,有利于气管内分泌物的排出,还可促进全身血液循环,防止静脉血栓形成。一般于手术后 6 小时即可以开始床上运动,患者可以在家属帮助下在床上活动四肢及翻身,以利于早期促进肠蠕动恢复,减少肠粘连、肠梗阻的形成。手术后 24 小时即可以根据体力恢复情况下床活动,手术后 3 天即可恢复日常的一些活动。

3. 宫颈癌患者何时最适合开始运动?

宫颈癌患者最适合开始运动的时间并没有严格限制,每个患者需要根据自己的体质、对于运动的喜好,以及平时的运动量制定适合自己的运动计划。一般来说手术后 1 个月即可以恢复至术前的一般运动,如果没有化疗以及放疗等辅助治疗的情况下,手术后 3 个月应该可以完全恢复至术前水平。重要的因素在于患者要有正确而良好的心态面对疾病,面对以后的生活,要尽快将自己的生活等同于正常人群来对待,而不要时常提醒自己是一个经历过重大手术的患者。这样的话宫颈癌患者最适合开始运动的时间就可以根据自己的实际情况越早越好。

4. 宫颈癌术后什么运动有助于膀胱、直肠功能恢复?

宫颈癌患者手术后利于膀胱、直肠功能恢复的运动主要有:

(1) 术后第 1 天,患者在床上每隔 2 小时作翻身运动。

(2) 第 2 天在卧位作伸臂举腿运动,每次 10 分钟,每天 3 次,拔除镇痛泵后可以带尿管、尿袋下床散步。

(3) 第 3 天在卧位作双腿作骑单车运动或用手扶床沿做蹲下站立运动,连做 5~10 次,每天 3 次。

（4）第4天作会阴肌肉收缩运动：收缩时如同憋尿时的感觉一样，吸气时收缩，呼气时放松，卧位、坐位或站立均可做，每次维持5～10秒，连续5～10分钟，每天3次。随着身体恢复逐渐增加锻炼次数和持续时间。

（5）第5天即可以作腹部肌肉及盆腔肌肉的收缩运动：配合腹部肌肉收缩运动，当吸气时除收缩腹肌外，也紧缩骨盆肌肉，先收缩肛门再收缩阴道、尿道，产生盆底肌上提的感觉，维持3～5秒，呼气时逐渐放松，动作过程宜舒展均匀、连贯，重复5～10次，每天3次。持续时间和次数逐渐增加，直至拔出尿管。以上运动可一直持续至拔除尿管之后，并且可以在以后的生活中坚持进行。

5. 宫颈癌术后什么运动有助于预防盆底功能障碍？

宫颈癌患者术后为预防盆底功能障碍应该注意在术后2周内避免骑马、骑脚踏车等运动，避免久坐，还要注意尽量避免提起超过5 kg的物品，即避免增加腹压的运动等，同时还应预防便秘。

6. 宫颈癌术后什么运动有助于增强体质、减少复发？

宫颈癌患者适合的运动有打太极拳、散步、做保健操、慢跑等，通过这些柔和的锻炼，可以逐渐增加患者食欲，恢复身体机能。另外，宫颈癌患者还可以进行登山、瑜伽等运动，只是要注意强度，根据自身体质和身体状况调节运动强度和时间，不宜过度劳累。这些保健运动可以增加食欲、恢复体力、增强体质、提高身体免疫力，从而减少癌症的复发。

7. 宫颈癌患者术后可以运动吗？

宫颈癌患者术后6小时，生命体征平稳后即可开始在护工或家属帮助下进行床上翻身及活动，可取半卧位，鼓励患者咳嗽、深呼吸等，预防肺部感染；及时活动四肢，以免静脉血栓的形成，此外尽早活动还可以促进患者胃肠功能的恢复。术后48小时，可鼓励一般情况较好的患者下床活动，由家属搀扶在床边或者病房里慢慢走动，促进身体功能的恢复。出院后，可根据身体的情况从一般的日常生活开始逐渐增加运动量，从散步、气功、太极拳等过渡到做保健操，甚至慢跑等。

8. 适当运动能否抑制肿瘤生长？

运动可以增强身体素质，提高抵抗力，间接提高人体的免疫力，从而抑制肿瘤的生长。德国著名运动医学专家阿肯教授，在对450名40岁以上坚持运动的人和450名不运动的人跟踪调查8年后，发现长期坚持运动者比不运动者患癌率少90%，且坚持运动的患癌者的死亡率也比不运动的人小得多。

9. 适当的运动对宫颈癌患者有哪些好处？

适当的运动可使患者吸入更多的氧气，使人体体温升高，大量出汗，加速血液循环，促进新陈代谢，有可能会阻止癌细胞生长；运动还可以增强患者的机体免疫功能，调节内分泌水平，尤其是性激素水平；此外，运动还可以使患者心中被压抑的情绪和压力得以发泄，促进患者身心健康，具有心理医疗的价值。

10. 适合宫颈癌患者的运动方法有哪些？

适合宫颈癌患者的运动方法有散步、太极拳、气功、瑜伽、保健操、慢跑等。

11. 宫颈癌患者如何选择适合自己的运动方式？

宫颈癌患者初期运动不宜过于激烈，应按照循序渐进的原则，根据自己的喜好先选择一些运动量小的运动，如散步、太极等，然后再根据身体康复情况，逐渐增加运动量。运动量以身体感到发热、轻微出汗、身心愉悦、不感到劳累为准。

12. 宫颈癌患者的运动环境有哪些要求？

宫颈癌患者宜选取社会及自然环境安全、地面平整、视野开阔、空气清新、较为安静的地方进行运动。

13. 宫颈癌患者运动中的膳食该如何安排？

宫颈癌患者因热能消耗大，因此要比常人补充更多的蛋白质，如鱼虾类、瘦肉、鸡蛋、牛奶、豆类等。饮食应清淡而富有营养，多吃新鲜蔬菜水果。可少食多餐，餐后勿立即运动，应休息半小时后方可开始运动。

14. 如何进行运动恢复？

对于宫颈癌患者而言，康复期是一个相对较长的过程，应该先评估好自身的身体状况，再根据自己的喜好选择适合自己的运动项目。在进行运动康复的过程中，要按照医嘱定期复查，并学习自我管理，观察自身有无不适，如果遇到阴道异常流液，甚至有出血、下肢肿胀、腹痛等任何异常情况，应停止运动并及时就医。此外，宫颈癌患者的运动康复还应避开放、化疗后的严重骨髓抑制期，即白细胞重度降低时，避免感染。

15. 怎样避免运动的缺氧?

首先应选择有绿色植物的富氧环境进行运动;初期运动量不宜过大,时间不宜过长,连续运动 10 ~ 20 分钟应休息 5 分钟再继续;不论患者处于康复期的哪一阶段,一旦在运动过程中自觉有缺氧症状如心悸、胸闷、头晕等,应立即停下休息,并适当降低近期运动量,必要时到医院就诊,排除其他心肺疾病。

16. 适合宫颈癌患者的四季养生运动操有哪些?

适合宫颈癌患者的四季养生运动操有太极拳、八段锦、易筋经、五禽戏、锻炼十八法、甩手操等。

17. 宫颈癌患者的中医药康复调理手段有哪些?

针灸及推拿按摩是促进宫颈癌患者康复的方式之一,可辅助治疗宫颈癌术后尿潴留及白细胞降低等。有文献报道,宫颈癌的康复在饮食上也可以进行中医调理,如宫颈癌手术后应以补肾为主,可食用桂圆肉、桑葚、黑芝麻、枸杞子、青菜、莲藕等。宫颈癌患者放疗时,应以养血滋阴为主,多食牛肉、猪肝、莲藕、菠菜、芹菜、石榴等。化疗时应健脾补肾为主,食用苡米粥、动物肝、阿胶、木耳、枸杞子、莲藕、香蕉等。晚期患者应选用高蛋白、高热量食品,如牛奶、鸡蛋、牛肉、赤小豆及多种水果等。忌食韭菜、生葱、烟酒。

18. 宫颈癌患者外出旅游有哪些注意事项?

宫颈癌患者外出旅游应注意量力而行,应选择人流较小的淡季出行,避免去人多的地方,切忌在公共浴池游泳、泡澡等,以免造成感染。要选择路途安全及自然风光较好的地方,放松身体,调整心态,积极面对疾病;旅游时间不宜过长,行程不宜过紧,要保证充分的睡眠及休息时间。要正确评估自身的身体状况,带上一些常备的药品,注意天气变化,及时添加衣物,注意饮食卫生,严防感冒及腹泻。此外,在旅行中应尽量避免负重行走,要随时注意观察自身身体状况,如有发热;阴道流血、流液或伤口异常等情况应立即返回并及时就医。

19. 宫颈癌患者有哪些自我功能锻炼项目?

(1) 腹式呼吸训练:取自然仰卧位或端坐位,一手置于脐部;另一手置于胸部,吸气时,最大限度地向外扩张腹部;呼气时,最大限度地向内收缩腹部,保持胸部不动,呼吸频率应深而慢,将所有注意力都转移到自己的呼吸运动中来,保持呼吸节奏均匀一致。每次训练约 10 分钟。

（2）膀胱功能训练：在排尿过程中主动中断排尿之后继续排尿，以锻炼膀胱内外括约肌、逼尿肌的收缩和协调能力。

（3）抬臀训练：患者取平卧位，双脚自然弯曲，双足平踩于床上，吸气时缓慢抬高臀部，憋气5~10秒后呼气，并缓慢放下臀部，此为一次抬臀训练，一般连续做5~20次，因人而异。

20. 宫颈癌患者应如何预防阴道粘连，提高性生活质量？

宫颈癌患者治疗后的性生活质量对促进患者身心康复、维系患者家庭和谐稳定有相当重要的意义。因此，对治疗后发生性生活困难的患者，应给予充分的重视，认真听取患者的疑虑，积极寻找原因并进行相应的指导。嘱患者出院后仍需坚持每日行阴道冲洗，持续半年左右，以减少感染机会，防止阴道粘连。对于阴道缩窄者，可使用适当的阴道扩张器，每次10分钟左右，每日2次。对于阴道干涩的患者，可指导其局部使用润滑剂，如医用石蜡油、50%甘油或开塞露等。一般主张治疗结束后3~6个月即可恢复性生活，对预防阴道粘连、提高患者自信心、促进夫妻感情有良好的作用。

（陈爱平　尹如铁　徐小凤）

参考文献

1　郑晓丽. 化疗诱发口腔溃疡的研究进展. 解放军护理杂志，2004，21（1）：32 – 33

2　陶云霞. 宫颈癌患者放射治疗的常见不良反应及护理. 齐齐哈尔医学院学报，2008，29（16）：2039

3　张磊磊. 宫颈癌根治术后会阴肿胀的护理方法分析. 中国医药指南，2013，34（11）：511 – 512

4　李秀芬，李树霞，方淑芹，等. 宫颈癌患者围手术期护理措施. 中国医药导刊，2011，13（4）：709 – 710

5　朱莺，孟爱凤，夏红梅，等. 宫颈癌放射治疗286例临床护理. 齐鲁护理杂志，2010，16（2）：13 – 14

第十部分 宫颈癌的预防

1. 宫颈癌可以预防吗?

宫颈癌是目前世界上最早提出可以预防的癌症。首先是因为宫颈癌发病的关键原因已经明确,是由人乳头瘤病毒的感染所致,俗称 HPV 感染。目前由于很多女性缺乏宫颈癌筛查常识,且早期宫颈癌常无明显症状和体征,不少宫颈癌患者到了晚期才来就诊,这就直接导致患者丧失了做手术的时机,从而影响到患者预后及生存。所以,树立早筛意识,定期到医院接受 HPV 病毒检测与细胞学筛查,对宫颈癌的预防至关重要。或者在未发生性行为的女性中接种宫颈癌的疫苗,均可起到预防的效果。

2. 如何预防宫颈癌?

宫颈癌的病因较明确、筛查方法较完善,是可以预防的肿瘤。

(1)通过普及、规范宫颈癌筛查(二级预防),早期发现 CIN,并及时治疗高级别病变,阻断宫颈浸润癌的发生。

(2)广泛开展预防宫颈癌相关知识的宣教,提高接受宫颈癌筛查和预防性传播疾病的自觉性。

(3)自 2006 年第一个 HPV 疫苗上市以来,大量临床试验显示 HPV 疫苗能有效防止 HPV-16、HPV-18 型相关 CIN 的发生。因此,待条件成熟后可推广 HPV 疫苗注射(一级预防),可通过阻断 HPV 感染预防宫颈癌的发生。

3. 预防宫颈癌具体有哪些方法?

预防可以从几个方面入手:①在源头上阻止 HPV 病毒的感染。HPV 病毒的感染途径主要是通过性行为途径感染,所以要注重性卫生及性伴卫生。避免过早性行为及多性伴侣。在没有发生性行为前可以通过预防接种宫颈癌疫苗来预防宫颈癌的发生;②要定期进行宫颈癌筛查,按照国际最新筛查标准,女性 21 岁以后应该每隔 3 年进行一次宫颈细胞学检查(TCT)。如果发现异常,要及时看医生,进一步检查诊治。>30 岁则更加强调 TCT 和 HPV 病毒同时检查,对于宫颈癌的筛查会更准确,漏诊率会更降低;③如果在筛查中发现了宫颈癌前期病变(CIN)应该正确诊治并随访。从 CIN 到宫颈癌的演变需要 1~10 年的时间。当然随着 CIN 病变的严重程度，癌变的几率会越来越高，时间也会缩短。对于 CIN Ⅱ~CIN Ⅲ高级别病变要更加严格的诊治并随访，这样通过诊治 CIN 即可以把宫颈癌阻断在摇篮中；④提高自身的免疫功能。众所周知，无论何种癌症都是无孔不入的。国际大样本的流行病学调查显示，在癌症发生前，往往都会有一段时间的各种原因造成的免疫功能低下，如重大的灾难过后；重要家人去世；离异；生活、工作的重大变化；精神焦虑抑郁人群。另外在服用免疫抑制剂人群及免疫功能缺陷人群（HIV，艾滋病）都是癌症的高发者。因此，让自己时刻保持着良好的心态和免疫细胞活跃，随时防备入侵的敌人（HPV）并积极的将其尽早消灭十分重要。因为目前尚无明确有效的药物治疗清除病毒和癌症。疫苗只能起到在感染之前的预防作用；⑤不吸烟，保持良好的生活习惯。吸烟是人乳头状瘤病毒感染者发生宫颈癌的高危因素。吸烟时间越长，每天吸烟量越多，风险越高。更有研究表明，吸烟史超过 10 年，每天吸烟超过 15 支的女性发生宫颈癌的风险为 80%。这不仅是由于烟草中含有许多致癌物质，而且吸烟会影响体液和细胞免疫功能，阻碍抑癌基因起作用，从而可能会增加感染人乳头状瘤病毒的机会。另外，经常生活、饮食、睡眠不规律也有可能影响免疫功能，对病毒的感染及进展产生影响从而促进癌症的发生。

4. 宫颈癌的高危人群有哪些?

（1）过早发生性行为的女性。研究表明性行为发生年龄在 18~20 岁，比 21 岁以后的人发生宫颈癌危险值提高 1.5 倍，如果是在 18 岁前发生性行为则高出 2 倍。我国报道最早的宫颈癌患者年龄为 17 岁。

（2）多孕早产的妇女。

（3）自身有多个性伴侣或配偶有多个性伴侣的妇女，多个性伴侣者的宫颈癌发病在两个性伴时是一个性伴的 2 倍，六个以上性伴侣是一个性伴的 3 倍。

（4）性伴侣为高危男子的妇女（指患有阴茎癌、前列腺癌或其前妻或性伴侣曾患宫颈癌者）。

（5）有性传播疾病病史，曾患有生殖道人乳头瘤病毒、单纯疱疹病毒、艾滋病病毒感染或其他性病的妇女。

（6）有外阴及阴道的癌前期病变或者癌症史的，因为 HPV 感染也是这些癌症的病因之一。

（7）免疫缺陷的患者，如 HIV 病毒感染的人群。

（8）吸烟使宫颈癌的发病风险上升 4 倍。

（9）吸毒、营养不良的妇女，有宫颈病变（长期慢性宫颈炎、宫颈癌前病变等）的妇女。

5. 妇科检查能否预防宫颈癌?

定期的妇科检查是可以预防宫颈癌的,但单纯的内诊检查是不够的,应常规开展宫颈细胞学的 TCT 检查和病毒学 HPV 的检测,可以早期发现宫颈癌前期病变、宫颈癌和病毒感染。所以按照最新的医学指南建议在 21 岁有性行为以后即要进行定期检查,这样可以及时发现问题。但是如果在任何时间段进行检查也都可以筛查出癌前期病变及早期癌症。当然,如果单纯进行妇科检查或者超声检查,而没有做 TCT 或者 HPV,医生从肉眼观察上是无法发现癌前期病变和早期癌症的。无论怎样,妇科检查(包括 TCT、HPV)是可以筛查出异常病变,是预防宫颈癌的举措之一,并不能完全阻止宫颈癌的发生。还要不做或者远离高危人群,从预防宫颈癌的各个方面入手。

6. 应该多久做一次宫颈筛查?

有性生活 3 年以上者,均应常规进行宫颈筛查。常规的妇科检查建议每年都要做,但是关于宫颈癌筛查国际上最新指南规定在 21～29 岁可以每 3 年做一次 TCT 检查,因为有大样本的比较在这个年龄段每 3 年、2 年、1 年进行筛查,因宫颈癌终生的死亡危险每千人分别为 0.05、0.05 和 0.02,没有显著差异。美国的指南建议 >30 岁的女性建议每 3 年检查一次 TCT,或者每 5 年同时进行一次 TCT 和 HPV 的检查。在特殊人群中要在第一年检查时半年一次,以后每年检查,如 HIV 感染、免疫缺陷、子宫内有己烯雌酚暴露史,或者既往有宫颈癌前期病变或高度病变(CIN Ⅱ、CIN Ⅲ 或者宫颈癌)病史。目前国内专家还是建议在 30 岁以上人群每 2～3 年行一次宫颈癌筛查,最佳的选择是 TCT 和 HPV 两项,一直到 65 岁。子宫切除以后的女性,如果宫颈也同时切除了,不是因为宫颈癌或癌前病变的原因可以停止宫颈癌的任何筛查。如果保留宫颈的子宫次全切除,筛查还是同正常人群一样。

7. 小孩会得宫颈癌吗?

没有性生活的小女孩,也会得宫颈癌。如果母亲怀孕时接触过雌激素,尤其是人工合成雌激素,其后代可能会患宫颈腺癌。

8. 年轻女生会不会得宫颈癌?

宫颈癌的发病原因是病毒感染,病毒感染的主要途径是性行为,所以没有性生活的女孩,理论上讲是不会得宫颈癌的。但是国内、国际越来越多的报道宫颈癌的发病年龄出现年轻化,在美国 2000～2004 年的报道,<20 岁的宫颈癌发病

率为 0.1/10 万；20～24 岁为 1.5/10 万；30～85 岁为 11/10 万～15.8/10 万。有 90%～95% 的青少年的宫颈癌前期低度病变（LSIL），甚至部分高度病变（HSIL）者可以自然消退。因此，建议在 21 岁前的女生不做筛查，除非有 HIV 感染的，系统性红斑狼疮（SLE）及器官移植需要长期接受免疫抑制治疗的女性可以筛查。

9. 老年妇女还需要做妇科检查吗?

老年妇女也必须定期做妇科检查。不能因为没有症状，觉得自己已经绝经了，就拒绝妇科检查。因为妇科检查不仅包括宫颈癌的筛查，还包括子宫、卵巢和输卵管等的检查。老年女性中哪些癌症一定要通过妇科检查、超声或肿瘤标志物的检查才可以早期检测到。宫颈癌的筛查一直到 65 岁，到 65 岁终止筛查的指征还包括，在最近十年内有过连续三次，每 3 年一次的 TCT 检查阴性；或者每 5 年检查一次的 TCT 和 HPV 双项检查阴性，而且最后一次检查是在 5 年内进行的。另外，她们还必须既往没有宫颈癌、宫颈癌前病变史，没有外阴、阴道、子宫癌等病史即可以终止筛查。如果没有如上规范性的筛查则应该继续筛查到 70～75 岁，期间继续每 3 年进行单独的 TCT 或者每 5 年进行 TCT 和 HPV 双项检查。

10. 宫颈癌会遗传吗?

宫颈癌有一定的遗传易感性，但并不是说宫颈癌一定会遗传，而是指患宫颈癌的几率相比正常人会高。据目前的研究结果表明，宫颈癌的发病因素为后天接触的人乳头瘤病毒感染，虽然 HPV 病毒基因会与患者本身的 DNA 发生关系，但是不属于遗传性疾病，既不会从母体带来也不会传染给下一代。但是关于携带 HPV 病毒的母亲是否会通过阴道分娩传染给孩子，以及是否会通过胎盘传染给胎儿目前尚不明确。

11. 女性患宫颈癌会传染给性伴侣吗?

宫颈癌本身是不会传播的。但是病毒是可以通过性行为传播给性伴侣，男性泌尿生殖器官也可以因此患有 HPV 感染。如果女性患有宫颈癌症而接受了正常的手术、化疗、放疗以后达到治愈状态。病灶已经从机体中切除，病毒检查转为阴性，这时对男性伴侣来讲已经不会再有传染性了。因为宫颈癌的早期发现和正确治疗，90% 以上的 I 期癌症可以治愈并长期生存。规律的性行为或者受保护的性行为对男性已经不会有危险，对女性患者可以起到很好的提高免疫功能和改善身心健康的作用。

12. 怎么预防 HPV 感染?

1995 年世界卫生组织（WHO）将 HPV 感染确定为宫颈癌的病因，故宫颈癌亦成为目前唯一一种病因明确的可以预防和治愈的恶性肿瘤。已明确 HPV 感染与性行为因素有关，过早发生性行为和过多的性伴侣，是 HPV 感染的主要原因。因此，养成个体的良好卫生习惯，注意经期卫生、性行为卫生，尤其是减少性伴侣数，坚决杜绝一切不良性行为，使用避孕套或宫内避孕环等均可以使感染 HPV 的几率降低。此外，对青少年进行性教育，推迟首次性行为的时间也是十分必要的。

13. 宫颈癌的发病和性伴侣有什么关系?

宫颈癌的发病和性伴侣有密切关系，性伴侣之间具有双向的影响关系。如果一方感染 HPV 或者一方作为高危人群，如性伴侣拥有多个性伴或者性伴患有人乳头瘤病毒（HPV）感染，有性传播疾病病史，如沙眼衣原体、生殖道疱疹等，则女性患宫颈癌的风险将明显增加。因此，除了女性个人要有自身防范宫颈癌的措施，对于性伴侣的选择和影响也十分重要。当然，宫颈癌的发病是多因素的，性伴关系只是有可能的原因之一。

14. 合理饮食在宫颈癌预防中有哪些作用?

饮食与宫颈癌虽然没有直接关系，但是不良饮食习惯和所谓的"垃圾食品"致癌是众所周知的。过饮、过食导致的肥胖，以及与肥胖相关的癌症高发也是毋庸置疑的。因此，合理的饮食在宫颈癌乃至任何癌症的预防中都会有一定的积极作用。

（1）维生素 A、胡萝卜素：具有明显的免疫增强作用。含维生素 A 多的动物性食物是动物的肝脏和鸡蛋等。含胡萝卜素丰富的植物性食物是菠菜、油菜、苋菜、莴苣叶和南瓜等。

（2）补充微量元素锌和硒：锌和硒对免疫细胞的产生和功能发挥有着极为重要的作用。含微量元素锌和硒多的动物性食物是牡蛎、鱼、瘦肉、动物内脏、蛋、牛肾、猪肾、虾等，蛋类中含锌最高。植物性原料中含锌和硒多的食物是：食用菌类、紫菜、芝麻、花生、小麦胚粉、坚果类等。

（3）补充植物性雌激素：植物性雌激素内含的异黄酮素、木质素都被认为有抗氧化的作用，应多吃黄豆与其制品如豆腐、豆浆、豆干，以及蔬菜类的芹菜、花椰菜、毛豆、甜豆等富含抗氧化物质的食物。

15. 宫颈炎需要治疗吗？

宫颈癌和宫颈炎并无直接联系，不是所有的宫颈炎都必须去治疗，特别是以下三种情况是不需要治疗的：①单纯的，没有急性炎症的宫颈糜烂；②宫颈腺囊肿：宫颈炎症愈合过程中，宫颈腺体开口阻塞，黏液排不出去形成囊肿，就像长在宫颈上的"青春痘"；③宫颈肥大：宫颈急性炎症时充血肿大，时间长了导致腺体增生，肥大的宫颈不可能恢复原状。但是宫颈炎合并持续性高危型病毒感染容易导致宫颈癌变。因此，对于长期宫颈炎症，尤其是有 HPV 病毒如宫颈炎症性息肉增生，则需行宫颈赘生物摘除术并行病理检查以除外宫颈癌。

16. CIN 需要治疗吗？

CIN 即是宫颈上皮内瘤样病变，一共分 Ⅰ、Ⅱ、Ⅲ 三种级别。CIN Ⅱ 和 CIN Ⅲ，因为不可逆转，所以必须治疗。CIN Ⅰ 的患者一部分疾病可以消失；一部分会进展为 CIN Ⅱ，因此多采取观察为主，不一定非得治疗。

17. 如何进行宫颈癌的筛查？

根据证据等级，2012 年美国阴道镜和宫颈病理协会（ASCCP）推荐的临床指南推荐如下：

（1）A 级证据（良好的和一致的证据）

1）液基细胞学结果显示 ASC－US，应行返回式 HPV 检测。

2）对于 HPV 高危亚型（＋）的 ASC－US，应行阴道镜检查。

3）液基细胞学提示 LSIL，无论 HPV 结果怎样，都行阴道镜检查。

（2）B 级证据（有限的和不一致的证据）

1）对于≥30 岁的女性，如果同时检测时 HPV 高危（＋）、细胞学（－），推荐 1 年后再次同时检查。对于 HPV（－）的 ASC－US（无论是同时的 HPV 还是返回式的 HPV），推荐在 3 年后重复这两种检查。

2）对于 HPV 高危（＋）的 ASC－US，如果阴道镜未能发现 CIN，推荐在 12 个月后同时进行这两种检查。

3）对于 21～24 岁的女性，如果细胞学提示 ASC－US，最好在 12 个月后复查液基细胞学，或行返回式 HPV 检测。

4）≥65 岁的女性准备停止筛查时，应把 HPV（－）的 ASC－US 视为异常。

5）对于 21～24 岁间细胞学提示 LSIL 的女性，推荐在 12 个月后随诊液基细胞学，不推荐行阴道镜检查。

6）对于液基细胞学检查 LSIL 的孕妇，最好行阴道镜检查。

7）对于液基细胞学检查 ASC－H 的女性，无论 HPV 什么结果，都推荐行阴道镜检查。不推荐行返回式 HPV 检测。

8）除了特殊人群如孕妇，液基细胞学检查为 HSIL，立即行宫颈锥切或阴道镜活检组织送病理。

9）对于 21～24 岁间、ASC－H 或 HSIL 的女性，推荐行阴道镜检查。

10）除了不典型内膜细胞，所有 AGC 和 AIS 的亚类，无论 HPV 什么结果，都推荐行阴道镜检查和内膜活检。对于 ≥35 岁的所有 AGC 和 AIS 的亚类，推荐行宫颈管内活检。对于所有 ≥35 岁且有临床指征的女性，因为这些女性存在内膜癌变的风险，故推荐行内膜活检。

11）对于细胞学良性内膜细胞、良性内膜间质细胞或组织细胞的无症状的绝经前女性，推荐不再进行评估。对于绝经后细胞学结果为良性内膜细胞的女性，无论有无症状，都要对内膜进行评估。

12）对于 ≥25 岁、CIN Ⅰ 或因"异常性较小"的液基细胞学结果行阴道镜检查未发现病灶的女性，推荐 1 年后再次检查。如果 HPV 和液基细胞学检查均为阴性，推荐 3 年后根据年龄进行再次检测。如果任一检查异常，推荐行阴道检查。

13）在异常性较小的液基细胞学结果后行宫颈管内活检发现 CIN Ⅰ，但阴道镜直接活检未发现 CIN Ⅱ，处理应该遵循 ASCCP 有关 CIN Ⅰ 的指南，并在 12 个月内重复宫颈管内活检。

14）对于 21～24 岁间女性，先前液基细胞学发现 ASC－US 或 LSIL、组织学证实 CIN Ⅰ，推荐在 12 个月后重复液基细胞学检查。

15）对 CIN Ⅱ、CIN Ⅲ，或 CIN Ⅱ～CIN Ⅲ接受治疗的女性，推荐在 12 个月后、24 个月后进行同时检测。如果同时检测均为阴性，推荐 3 年后再次检测。如果任一检查异常，推荐阴道镜结合内膜活检。如果检查均为（－），推荐持续 20 年的常规筛查（即使已经超过 65 岁也推荐继续筛查）。

（3）C 级证据（会议或专家观点）

1）对于液基细胞学不满意的情况，HPV 检测没有、未知或阴性，推荐 2～4 个月后重复液基细胞学检查。

2）对于 21～29 岁间女性，液基细胞学检查（－），但是宫颈管内移行带的成分没有或不够充分，推荐常规筛查。对于 ≥30 岁的女性，液基细胞学（－）、宫颈管内移行带的成分没有或不够充分，且 HPV 的结果没有或未知，最好行 HPV 检查。

3）对于绝经后液基细胞学 LSIL，但未行 HPV 检查的绝经后女性，可以接受的选择包括：进行 HPV 检查；在 6 个月和 12 个月重复进行液基细胞学检查；阴道镜检查。

4）对于 21~24 岁细胞学为 HSIL 的女性，如果组织学未能发现 CIN Ⅱ的病变，推荐联合应用阴道镜和液基细胞学检查（每 6 个月一次）的方案观察到 24 个月，前提是保证阴道镜检查是充分的，而且宫颈管评估的结果为阴性或 CIN Ⅰ。

5）如果组织学未能发现 CIN Ⅱ的病变，推荐进行诊断性的切除，或者在 12 个月、24 个月进行联合检查的观察（前提是保证阴道镜检查是充分的，而且宫颈管评估的结果为阴性）。这种情况下，回顾液基细胞学、组织学和阴道镜的发现是可以接受的。

6）对于 21~24 岁间的女性，液基细胞学发现 ASC-H 或 HSIL 后组织学确认 CIN Ⅰ或没有病灶，推荐联合应用阴道镜和液基细胞学检查（每 6 个月一次）的方案观察到 24 个月，前提是保证阴道镜检查是充分的，而且宫颈管评估的结果为阴性。

7）如果操作处理之后立即发现诊断性切除的标本边缘或宫颈管内标本存在 CIN Ⅱ、CIN Ⅲ；或 CIN Ⅱ~CIN Ⅲ，最好在治疗后 4~6 个月利用液基细胞学和宫颈管内活检进行再次评估。

18. 宫颈癌筛查起始年龄及间隔如何？

有性生活 3 年以上者，均应常规进行宫颈筛查。宫颈细胞学检查及 HPV 检测最好每年一次，21~29 岁有性生活以后开始筛查，每 3 年单纯检查 TCT，30~65 岁，每 3 年检查 TCT，或者每 5 年检查 TCT 及 HPV 两项。65 岁以后如果前 10 年连续 3 次，每 3 年检查阴性，或者连续 2 次，每 5 年检查阴性，不属于免疫低下人群，没有既往宫颈癌及癌前期病变病史可以终止检查。如果不是因为宫颈癌及宫颈癌前病变原因做了子宫切除，可以终止筛查。如果仅是做了子宫次全切除（保留了宫颈），筛查同正常人群。

19. 宫颈癌的筛查应该在生理期哪几天？要注意什么？

宫颈癌的筛查在月经后 3 天以后至下一次月经来潮之间均可以进行，最好在月经干净后 3~7 天进行，检查前 72 小时内不要性交、阴道冲洗、阴道上药，避免影响结果。

20. 单纯的 HPV 感染需要治疗吗？

"治病不治毒"是对 HPV 感染目前的处理原则，即仅治疗 HPV 感染引起的病变，而不是治疗 HPV 感染本身，对未引起病变的 HPV 感染不需要治疗。

首先要看年龄，其次要看 HPV 分型。在 21～29 岁女性指南上不建议做 HPV 检查，因为这个阶段 HPV 阳性率高 5%～20%，多数患者即使感染也可以自行消退。所以此阶段如果检查到 HPV 阳性，可以随访或局部治疗。但是对于 HPV-16 和 HPV-18 阳性者还要提高随诊和必要时阴道镜检查。30 岁以后，如果出现单纯高危型 HPV 阳性，TCT 阴性，尤其是确定分型为 HPV-16 或 HPV-18 阳性，建议做阴道镜检查，因为其中 20% 左右的患者可能为 CIN Ⅱ～CIN Ⅲ。这些患者需要按照 CIN 的指南进行规范治疗，如锥切、或 LEEP、或物理治疗等。如果所有检查仅为 HPV 感染，而没有癌前期病变（CIN），可以随访、或外用抗病毒的栓剂、或中药治疗。

21. HPV 感染多久会消失？若一直存在该怎么办？

HPV 感染生殖道是一个长期的过程，一般认为 90% 以上的感染在无任何干预的情况下可自行排毒，如果机体免疫能力足够强大时，病毒经过 1～2 年就会自然消失。如果免疫功能比较弱时病毒可潜伏在细胞内若干年，一旦机体免疫力降低，潜伏的病毒可恢复活动。仅 5%～10% 发展为持续性感染，只有高危型 HPV 的持续感染才与宫颈癌的发生有关。若高危型 HPV 持续存在，就需要警惕，定期筛查，及早发现癌前病变并处理。

22. 什么是宫颈癌疫苗？

HPV 疫苗能够很好地被耐受和产生抗 HPV 的中和抗体。最大限度地预防 HPV 致癌所引发的宫颈癌与癌前病变。99% 的宫颈癌都跟 HPV 感染相关，当感染了 HPV，自身免疫系统会在大多数情况下把病毒清除干净。但当抵抗力下降，免疫系统出现漏洞时，HPV 就会引发宫颈癌。宫颈癌疫苗是预防性疫苗，注射这个疫苗就可以使机体制造病毒抗体，预防病毒的感染。与宫颈癌相关的 HPV 病毒目前发现有 10 余种，现阶段研制成功的两款宫颈癌疫苗，分别为默沙东公司生产的加卫苗以及葛兰素史克公司生产的卉妍康。由于存在疫苗持久性和成本效益等问题，目前还没有一种疫苗能够抵抗所有的 HPV 感染。另外，现在还没有证据表明一旦宫颈癌前期病变发生，疫苗可以逆转宫颈癌的形成，并且也不能确定疫苗是否终生有效，因此不应过分强调疫苗是万能的而让人盲目乐观。对于已经感染了 HPV 的妇女，目前开发成功的预防性疫苗收效甚微。加卫苗可以用于 CIN Ⅱ～CIN Ⅲ，宫颈原位腺癌或者 HPV-16、HPV-18 阴性的宫颈癌的预防，以及生殖道湿疣的预防。卉妍康则没有预防生殖道湿疣的作用。

23. 目前国际上有哪几种宫颈癌疫苗？

到目前为止市面上已经有两种 HPV 疫苗用于宫颈癌预防：一种是默沙东公

司 2006 年在美国审批上市的加卫苗（英文名：gardasil）亦称加德西（gardisil 或 silgard），是 4 价疫苗，能预防由 HPV－6、HPV－11、HPV－16、HPV－18 所引发的宫颈癌、阴道癌、肛门癌、尖锐湿疣等疾病；另一种是葛兰素史克生产的"卉妍康" Cervarix

结果显示两种疫苗注射部位均可能出现轻度和一过性的局部反应（红斑、疼痛或肿胀），疫苗组的发生率要比各自的对照组高，但目前尚无接种 HPV 疫苗后出现相关死亡病例的报道。虽然目前尚未观察到孕妇不慎接种任何一种 HPV 疫苗后出现严重后果，并已证实 4 价 HPV 疫苗可在哺乳期女性中接种，但鉴于数据的局限性，目前仍不推荐在妊娠女性、HIV 阳性儿童和患有其他急性疾病的人群中接种 HPV 疫苗。此外，由于监测到年轻女性接种后晕厥和静脉血栓事件发生率稍高，建议青春期女性在接种疫苗后观察 15 分钟。因此，世界卫生组织（WHO）、疾病控制中心（CDC）、欧洲医学机构（EMEA）等 6 个国家多个部门均认为 HPV 疫苗是安全有效的，应积极促进其在全球发达或发展中国家进行接种。

27. 在哪里可以买到宫颈癌疫苗？

中国的宫颈癌疫苗估计将在 2015 年上市。因此，我们期待着中国女性可以尽快成为宫颈癌疫苗的受益者。这将推动中国作为宫颈癌发病大国的尽快改进。不过在港、澳、台已上市，价格约在 3000 多元。有些迫不及待的女性采用去港、澳，或国外进行注射，因为要半年内 3 次注射，所以还存在着一定的安全隐患。

28. 如何注射宫颈癌疫苗？

疫苗需在 6 个月内完成 3 次注射。未成年人接种需取得监护人的同意。不同疫苗的有效期不等，有的一针的有效期是 5 年，有的是 6.3 年。疫苗的使用不分人群、不分人种，打疫苗前也不需要有前期的准备，到目前尚未发现有明显副作用。4 价疫苗和 2 价疫苗的注射时间略有不同。4 价疫苗加卫苗的三针时间分别为：0 个月、2 个月、6 个月。而 2 价疫苗卉妍康的注射时间分别为：0 个月、1 个月、6 个月。从临床看，2 价疫苗对预防宫颈癌效价更高，还能产生较好的交叉免疫，对与 16、18 型结构相似的 31、45 型 HPV 感染也有预防作用。疫苗并不是价型越多越好，也有 9 价疫苗，不但价格高，而且太多抗原在一起，可能影响效果。因此，多数国家推荐使用 2 价疫苗。各国的卫生部门宫颈癌疫苗的使用规范要按照自己的指南进行。未成年人接种需取得监护人的同意。对疫苗成分有过敏者及孕妇不宜接种。如果注射开始后怀孕，待分娩后再继续注射完成即可。

（陈春玲 娄 阁）

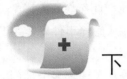

下　篇

宫颈癌专家推荐

一、华北地区：北京市、天津市、河北省、山西省、内蒙古自治区

（一）北京市

高国兰

姓　名	高国兰	性　别	女	年　龄	52 岁
科　室	妇产科	职　称	主任医师	现任职务	科主任
工作单位	航空总医院			联系电话	010－59520397
出门诊时间	周三上午			邮　箱	guolan_ gao@163.com
工作简历	1984 年 9 月—1999 年 7 月　华西医科大学附二院妇产科住院医师、住院总医师、主治医师、副主任医师（副教授） 1999 年 7 月—2005 年 10 月　江西省肿瘤医院（研究所）院长（所长）；江西省肿瘤医院妇产科副主任医师、主任医师 2005 年 10 月—2009 年 10 月　南昌大学副校长；南昌大学医学院党委书记、院长；南昌大学第一附属医院妇科主任医师 2009 年 10 月至今　中国医科大学航空总医院院长 2012 年 12 月至今　中国科学院北京转化医学研究院院长				
参加的学术组织及任职	中国抗癌协会副理事长 中国抗癌协会妇科肿瘤学专业委员会副主任委员 中国抗癌协会临床肿瘤学协作中心（CSCO）执委会委员 中华医学会肿瘤学分会（妇科肿瘤学组）常务委员（组长） 中华医学会妇科肿瘤学分会委员 中华医学会医疗鉴定专家库成员				

参加的学术 组织及任职	中华妇科肿瘤学会妇科肿瘤疑难会诊中心专家 中华医学科技奖第三届评审委员会委员 北京医学会血栓性疾病分会副主任委员 教育部高等学校临床医学教学指导委员会委员 卫生部"健康中国 2020"战略规划研究专家 国际妇产科联合会（FIGO）Member 国际妇科肿瘤学会（IGCS）Member 《国际妇科肿瘤杂志》中国版编委 《International Journal of Gynecological Cancer》Reviewer 此外，还兼任《中华妇产科杂志》等 6 家期刊的编委
学术成就	专注妇产科领域，率领团队成功完成备受关注的亚洲首例渐冻人高危孕妇剖宫产手术及国内首例高位截瘫孕产妇剖宫产手术，填补了亚洲及国内该项医学领域空白；带领团队为早期宫颈癌患者成功实施保留生育功能的腹腔镜下宫颈广泛切除＋盆腔淋巴结清扫术，成为业内"患了宫颈癌不一定要切子宫"的典型案例，引起医学界和患者共同关注；与江西省整形外科医院教授陈宗基等合作，共同创造了"闭孔动脉跨区供血的长型股薄肌肌皮瓣在切除外阴阴道癌组织缺损后一期重建"新术式，该术式成为肿瘤治疗与整形美容有效结合的典型案例。 专注科学研究，先后主持科研课题 17 项（其中 1 项获"航空科学技术奖二等奖"、2 项获"江西省科技进步二等奖"、1 项获"江西省教学成果一等奖"），参与 3 项；其中包括多项"十一·五"国家科技支撑计划课题和国家自然科学基金项目。研究领域专注于发病率逐年升高的妇科肿瘤疾病，尤其在肿瘤的规范化诊治、体外药敏及肿瘤切除与整形结合方面卓有建树。 发表专业文章 90 多篇，其中 SCI 收录文献 13 篇，累计影响因子 20.0，4 篇被 SCI 收录的文献引用 5 次；中文核心期刊收录文献 81 篇，出版专著 9 部。
专业特长	擅长妇产科各种常见病、疑难杂症和妇科肿瘤的诊治，精通妇科腹腔镜、宫腔镜及各种复杂大型手术，尤其在肿瘤的规范化诊治方面卓有建树。成功完成备受关注的亚洲首例渐冻人孕妇剖宫产手术和国内首例高位截瘫孕妇剖宫产手术。

曹泽毅

姓 名	曹泽毅	性 别	男	年 龄	80 岁
科 室	妇产科	职 称	教授	现任职务	名誉院长
工作单位	航空总医院			联系电话	18511951296
出门诊时间	周四上午			邮 箱	zeyicao@ 263. net
工作简历	1956 年—1964 年　华西医科大学妇产科助教、住院医师、主治医师 1964 年—1968 年　北京医科大学妇科肿瘤硕士研究生 1979 年—1982 年　瑞士巴塞尔大学医学院妇产科医院进修学者，获医学博士学位 1983 年—1988 年　华西医科大学妇产科主任、教授、校长、博士生导师 1988 年 12 月—1990 年 10 月　中华人民共和国卫生部副部长 1991 年—2004 年　中华医学会常务副会长兼秘书长、中华妇产科学会主任委员 2004 年 8 月—2012 年 9 月　中华妇科肿瘤学分会主任委员 2005 年 6 月—2010 年　清华大学医学院副院长，第二附属医院妇产中心主任 2010 年 12 月—2014 年 3 月　北京王府中西医结合医院院长 2014 年 3 月至今　航空总医院名誉院长				
参加的学术组织及任职	1991 年—2004 年　中华妇产科学会主任委员 2004 年—2012 年　中华妇科肿瘤学分会主任委员				
学术成就	1. 《妇癌盆腔腹膜外间隙置管行淋巴化疗的研究》获 1999 年卫生部医药卫生科技进步奖三等奖。 2. 《妇科肿瘤学》（专著）获 2000 年北京市科技进步奖二等奖。 3. 《中华妇产科学》获 2001 年全国优秀图书二等奖。 4. 《子宫颈癌基础与临床研究》获 2004 年四川省科技进步奖二等奖。 5. 《内分泌激素受体在妇科肿瘤的基础研究及其临床应用》获 2004 年中华医学奖三等奖。				
专业特长	1. 妇科肿瘤。 2. 宫颈癌的诊断治疗与预防。 3. 晚期、复发性宫颈癌的手术综合治疗。 4. 妇科肿瘤淋巴转移研究及淋巴化疗。				
给患者的忠告	正确就医，遵从医嘱。				

余立群

姓　名	余立群	性　别	女	年　龄	44 岁
科　室	妇科	职　称	主任医师	现任职务	妇科主任
工作单位	航空总医院			联系电话	010－59520263
出门诊时间	周一全天			邮　箱	Yuliqun48@sina.com
工作简历	1992 年 7 月—1995 年 4 月　江西省妇幼保健院住院医师 1995 年 5 月—1998 年 7 月　南昌大学第二附属医院妇产科住院医师 1998 年 9 月—2002 年 11 月　南昌大学第二附属医院妇产科主治医师 2002 年 11 月—2008 年 11 月　南昌大学第二附属医院妇产科副主任医师 2008 年 11 月—2010 年 9 月　南昌大学第二附属医院妇产科主任医师 2010 年 9 月至今　航空总医院妇科主任医师				
参加的学术组织及任职	中华医学会妇科肿瘤学分会青年委员 江西省医学会妇产科学专业委员会秘书 江西省医学会围产学专业委员会委员				
学术成就	主持省部级以上科研课题 7 项；国家发明专利 1 项；核心期刊发表论文 20 余篇。				
专业特长	擅长妇科肿瘤及妇科内分泌疾病的规范化诊治。精通妇科腔镜技术，侧重妇科良、恶性肿瘤的腹腔镜微创治疗，尤其对巨大子宫肌瘤、卵巢囊肿、宫颈癌及子宫内膜癌等疾病的腹腔镜下手术有丰富的经验。对功血、闭经、不孕症及绝经相关疾病等经验颇丰。				
给患者的忠告	重视体检，争取疾病早诊、早治；宫颈癌是可以预防、早期发现和根治的肿瘤。				

范 立

姓 名	范立	性 别	女	年 龄	50 岁
科 室	肿瘤科	职 称	主任医师	现任职务	科主任
工作单位	航空总医院			联系电话	010－59520158
出门诊时间	周一上午			邮 箱	Fanli63@ hotmail. com
工作简历	1986 年—1992 年 山西省肿瘤医院放疗一科（头颈）住院医师 1992 年—2000 年 山西省肿瘤医院放疗三科（腹盆）主治医师 2000 年—2005 年 山西省肿瘤医院放疗三科副主任医师 2005 年—2008 年 山西省肿瘤医院放疗三科主任医师、科副主任 2008 年—2012 年 5 月 山西省肿瘤医院放疗五科（腹盆）主任医师、科主任 2005 年 山西医科大硕士生导师 2009 年 山西省卫生厅评为省优秀专家 2011 年 山西省肿瘤医院聘为宫颈癌、直肠癌、恶性淋巴瘤、血液病副首席专家 2008 年—2011 年 山西省留办聘为山西省公派留学资格评审专家 2012 年 5 月—2013 年 10 月 中国北方车辆研究所职工医院主任医师、副院长 2013 年 10 月至今 航空总医院肿瘤科科主任				
参加的学术组织及任职	山西医科大硕士生导师 美国放疗协会会员 （ASTRO） 国家国际科技合作重点项目计划同行评议专家 山西省医师协会放疗医师协会常务委员 山西省抗癌协会大肠癌专业委员会常务委员 山西省抗癌协会泌尿男性生殖系肿瘤专业委员会委员 山西省食道癌专业委员会委员 山西省抗癌协会放疗专业委员 中国生物工程精确放疗委员会委员				
学术成就	承担的科研项目（项目负责人）： 　1. 山西省资助回国留学人员科技项目《局部前列腺癌高剂量调强适形放疗的前瞻性研究》。 　2. 山西省自然科技项目《直肠癌根治术局部复发病例的调强适形放疗》。 　3. 山西省肿瘤医院资助项目《前列腺癌调强适形放疗在临床的实施》。				

续表

专业特长	1. 主治胸、腹部肿瘤；妇科、直肠及泌尿道肿瘤的常规放疗；三维及调强适形放、化疗及靶向治疗。 2. 擅长宫颈癌的根治性放疗，术前辅助性放疗及术后补充放疗、后装治疗。
给患者的忠告	癌症是可以治愈的，珍爱生命，在健康的路上我们与您同行。

郭红燕

姓　名	郭红燕	性　别	女	年　龄	45 岁
科　室	妇产科	职　称	主任医师	现任职务	妇产科副主任/妇科主任
工作单位	北京大学第三医院妇产科			联系电话	18610257069
出门诊时间	周一、四上午，周一下午特需			邮　箱	bysyghy@163.com
工作简历	1991 年 8 月—1997 年 8 月　北京大学第三医院妇产科住院医师 1997 年 9 月—2002 年 8 月　北京大学第三医院妇产科主治医师 2002 年 9 月—2008 年 8 月　北京大学第三医院妇产科副主任医师 2006 年 11 月至今　北京大学第三医院妇产科副主任、妇科主任 2008 年 8 月至今　北京大学第三医院妇产科主任医师				
参加的学术组织及任职	中华医学会妇科肿瘤分会委员 中国抗癌协会妇科专业委员会委员 中华医学会临床流行病学会委员 北京医学会妇科肿瘤分会常务委员 全球慢性盆腔痛协会常委 海淀区妇女宫颈癌筛查组组长 中国医师协会肿瘤防治规范化培训工作委员会常务委员 中国性学会理事 实用妇产科常务编委 卫生部人才交流服务中心妇科鉴定专家组成员 妇科微创杂志（中文版）编委 中华临床医师杂志学术委员 北京市海淀区医学会医疗事故技术鉴定专家 北京市职业病诊断鉴定专家库鉴定专家 Journal of Minimally Invasive Gynecology 常务编委 中国医师协会肿瘤防治规范化培训工作委员会常务委员				
学术成就	临床和科研的重点专业方向为妇科肿瘤，擅长妇科恶性肿瘤的综合诊治，特别是在妇科恶性肿瘤微创治疗腹腔镜手术方面具有一定的造诣。科研方面：申请国家自然科学基金等省部级项目，与北京大学多项关于肿瘤基础和临床研究相关的科研基金。发表学术论文 60 余篇，SCI 收录 10 余篇。现任北京大学第三医院妇科主任、妇产科教学主任、妇科四级内镜基地主任。				

专业特长	1. 妇科肿瘤。 2. 卵巢癌的耐药与干细胞研究。 3. 慢性盆腔痛。 4. 子宫内膜异位症疼痛。
给患者的忠告	1. 定期妇科查体。 2. 出现症状及时就医。 3. 治疗要去规范的医院就医。 4. 避免过度治疗及不必要的忧虑。

陈春玲

姓　名	陈春玲	性　别	女	年　龄	48 岁
科　室	妇产科	职　称	教授	现任职务	医疗院长及妇产科主任
工作单位	北京恒和中西医结合医院			联系电话	010 – 85293013
出门诊时间	预约			邮　箱	lynnchan9@126.com
工作简历	1990 年 7 月—2006 年 7 月　北京大学第一医院妇产科　从住院医到主治医到副主任医 2006 年 7 月—2010 年 12 月　清华大学第二附属医院　主任医师　妇产中心执行主任，妇科主任 2011 后 1 月—2014 年 4 月　北京王府中西医结合医院　医疗院长　妇产科主任 2014 年 5 月至今　北京恒和中西医结合医院　医疗院长兼妇产科主任 国外培训：香港大学妇科肿瘤博士（1997 – 2001）注册医生 访问学者：英国牛津大学（2003），意大利国家肿瘤医院（2006）美国 MD 安德森肿瘤医院（2013）斯隆纪念肿瘤医院 哈佛大学 麻省总医院等				
参加的学术组织及任职	中华医学会妇科肿瘤学分会委员 中华肿瘤学会妇科肿瘤分会委员 北京医师协会妇产科专业委员会委员 北京中医药协会医院管理委员会委员 北京中西医结合学会妇产科专业委员会委员 北京东方生命文化研究所原理事长，音乐医学与技术装备学会副会长				
学术成就	从宫颈癌的发病机制研究到癌前期病变的临床诊治规范研究，到宫颈癌的各种手术、放疗、化疗及综合治疗，到晚期宫颈癌和复发宫颈癌的盆腔廓清术，以及保留生育功能的年轻宫颈癌和保留神经功能的宫颈癌手术治疗都有较深入的研究。曾获得香港大学基金、2 项国家自然科学基金、北京市首发基金、清华大学伍舜德及裕元基金等。发表论文 40 余篇，其中 SCI 论文 8 篇，著作 10 余部。				
专业特长	擅长妇科肿瘤的临床诊治，尤其是宫颈癌的手术和腹腔镜、宫腔镜手术，宫颈病变的诊治。				
给患者的忠告	宫颈癌是可以预防和早期诊断的，多数是可以治愈的。做有知识的患者和医生，用全程个性化中西医结合诊治方案，预防和战胜癌症，这不是童话！				

凌　斌

姓　名	凌斌	性　别	男	年　龄	51 岁
科　室	妇产科	职　称	主任医师、教授	现任职务	妇产科主任
工作单位	中日友好医院			联系电话	010 - 84206115
出门诊时间	每周一上、下午			邮　箱	lingbin. ling @ vip. sina. com
工作简历	1985 年 7 月—1997 年 7 月　安徽省立医院妇产科住院医师 1997 年 7 月—2004 年 12 月　安徽省立医院妇产科副主任医师、行政主任 2005 年 1 月—2012 年 8 月　安徽省立医院妇产科主任医师、副院长 2012 年 8 月至今　卫生部中日友好医院主任医师、行政主任				
参加的学术组织及任职	中国女性生殖健康研究中心主任 国际微无创医学会理事 中国亚太地区妇科肿瘤微创治疗协会理事 中国医师协会妇产科分会常委 中国妇产科医师定期考核委员会常务副主任 中华医学会妇科肿瘤学分会委员 中国性医学会常委 中国免疫学会委员 北京市妇产科医师分会常务理事 北京市妇科肿瘤学分会常委 《中华妇产科杂志》编委 安徽省微创医学会妇产科分会主任委员 安徽省微创医学会副会长 安徽省医学会妇科肿瘤学分会主任委员				
学术成就	1. 在宫颈癌的发病机制、细胞治疗及诱导分化治疗等方面取得了一系列研究成果，刊于欧美等著名杂志。 2. 承担国家 863 课题、国家自然科学基金等省部级以上课题近 20 项。 3. 以第一或通讯作者发表论文 200 余篇，其中 SCI 收录论文 20 余篇。 4. 获授权发明专利 16 项。				

专业特长	注重于临床实践，在妇科领域广泛、深入开展了以腹腔镜为代表的微创手术。倡导医学人文，专注于宫颈癌、子宫内膜癌、卵巢癌、子宫内膜异位症、子宫肌瘤和子宫脱垂的临床与基础研究，擅长于妇科微创手术治疗，国际创新开展多项微创术式治疗妇科恶性肿瘤，创新开展了腹腔镜下阴道癌根治及阴道重建术，腹腔镜下乙状结肠代阴道吻合子宫治疗先天性宫颈阴道缺如，以及腹腔镜下经腹膜外宫颈与腹壁网片悬吊术治疗子宫脱垂等为代表的新技术项目，研究成果发表于美国、欧洲等国际权威学术期刊。
给患者的忠告	是自己创造了自己身体每一个"疾病"，掌握了自己的身体，也就掌握了自己的生活。医师的责任除了为患者去除病痛之外，还要帮助患者更加了解自己的身体。

（二）天津市
薛凤霞

姓　名	薛凤霞	性　别	女	年　龄	52 岁
科　室	妇产科	职　称	教授	现任职务	妇产科行政主任
工作单位	天津医科大学总医院			联系电话	022 - 60363765
出门诊时间	周二上午			邮　箱	fengxiaxue1962@163. com
工作简历	1991 年 9 月—1996 年 10 月　天津医科大学总医院妇产科主治医师 1996 年 10 月—2000 年 10 月　天津医科大学总医院妇产科副教授 2000 年 10 月至今　天津医科大学总医院妇产科教授 2007 年 4 月—2008 年 6 月　美国 MD Anderson 肿瘤中心高级访问学者 2011 年 11 月至今　天津医科大学总医院妇产科行政主任				
参加的学术组织及任职	中国优生科学协会生殖道疾病诊治分会主任委员 中国医师协会妇产科分会常委 中华医学会妇产科分会常委 中华医学会天津妇产科分会常委 中华医学会妇科肿瘤学分会委员 卫生部中级职称考试委员会委员 中华医学会医疗事故鉴定委员会委员 中华医学会科技奖评审委员会委员 全国卫生产业企业管理协会妇幼健康产业分会委员 中华妇产科杂志编委 中国实用妇科与产科杂志编委 实用妇产科杂志编委 中国妇产科临床杂志编委 现代妇产科进展杂志编委 国际妇产科杂志编委 中国肿瘤临床杂志编委 国际妇科肿瘤杂志编委				
学术成就	1. 遗传性子宫内膜癌生物学行为及相关基因的研究（项目负责人），2010 年，获天津市科技进步三等奖，奖励编号：2010JB - 3 - 107。 2. 阴道加德纳菌生物学分型、基因分型及药物敏感性研究（第三完成人），2007 年，获天津市科技进步三等奖，证书编号：2007JB - 3 - 079。 3. Ⅰ、Ⅱ型子宫内膜癌临床生物学行为及 Cyclin D、Bcl - 2 表达的研究				

续表

学术成就	（项目负责人），2001 年，获天津市科技进步二等奖，证书编号：2000JB - 037 - R01。 　　4. 影响子宫内膜癌预后的多因素研究（项目负责人），2000 年，获天津市科技进步二等奖，证书编号：2000JB - 2 - 050。
专业特长	多年来致力于女性生殖道感染及妇科肿瘤的临床与基础研究，擅长女性生殖道感染诊治、妇科肿瘤的诊治。在国内较早开展了子宫内膜癌分期手术，手术经验丰富。
给患者的忠告	查体发现"宫颈糜烂"者不要惊慌。不是所有的"宫颈糜烂"都是病，很多是生理现象，有些是炎症，有些可能是宫颈病变的早期改变，应及时到医院就诊，决定是否需要治疗。

（三）河北省

康　山

姓　名	康山	性　别	男	年　龄	52 岁
科　室	妇科	职　称	教授	现任职务	科主任
工作单位	河北医科大学第四医院			联系电话	0311 – 86095388
出门诊时间	周一上午			邮　箱	Ksjq62cn@ sina. com
工作简历	1985 年 7 月—1993 年 10 月 河北医科大学第四医院妇产科住院医师 1993 年 10 月—1998 年 8 月 河北医科大学第四医院妇产科主治医师 1996 年 9 月—1997 年 12 月 北京协和医院妇产科 1998 年 8 月—2003 年 11 月 河北医科大学第四医院妇产科副主任医师、副教授 2003 年 11 月至今 河北医科大学第四医院妇产科主任医师、教授				
参加的学术组织及任职	中华医学会妇产科分会妇科内镜学组委员 卫生部妇科四级内镜培训基地（石家庄）主任 卫生部内镜专业技术考评委员会妇科内镜专家委员会常务理事 中国医师学会妇科内镜分会常委				
学术成就	1Shan Kang, et al. Association between Genetic Variants of the VEGFR – 2 Gene and the Risk of Developing Endometriosis in Northern Chinese Women. Gynecol Obstet Invest, 2013, 76（1）: 32 – 37 2Shan Kang, et al. DNA repair gene association with the clinical outcome of epithelial ovarian cancer treated with platinum – based chemotherapy. APJCP, 2013, 2（14）: 941 – 946 3Shan Kang（通信）. A polymorphism at the miR – 502 binding site in the 3' untranslated region of the SET8 gene is associated with the risk of epithelial ovarian cancer. Cancer Genetics, 2012, 205: 373 – 376 4Shan Kang, et al. Association between genetic polymorphisms in FGF1 and FGF2 and risk of endometriosis and adenomyosis in Chinese women. Hum Reprod, 2010, 25（7）: 1806 – 1811 5 Shan Kang, et al. Vascular endothelial growth factor gene polymorphisms are associated with the risk of developing adenomyosis. Environ Mol Mutagen, 2009, 50（5）: 361 – 366 6Shan Kang, et al. Association of p73 and MDM2 Polymorphisms With the Risk of Epithelial Ovarian Cancer in Chinese Women. International Journal of Gynecological Cancer, 2009, 19（4）: 572 – 577 7Shan Kang（通信）. Association of polymorphisms – 1154G/A and – 2578C/A in the vascular endothelial growth factor gene with decreased risk of endometriosis in Chinese women. Hum Reprod, 2009, 24（10）: 2660 – 2666				

续表

专业特长	腹腔镜下各类妇科恶性肿瘤的规范化治疗。
给患者的忠告	宫颈癌在女性肿瘤中发病率位居第二位，患病后发展进程难以得到有效控制，因而应从控制疾病的发生入手，做到早期发现、早期治疗。

（四）内蒙古自治区

宋静慧

姓　名	宋静慧	性　别	女	年　龄	56 岁
科　室	妇产科	职　称	主任医师	现任职务	主任
工作单位	内蒙古医科大学附属医院			联系电话	0471 - 6636694
出门诊时间	周二上午、周三下午			邮　箱	Songjinghui2002 @ aliyun. com
工作简历	1982 年毕业于内蒙古医学院临床医学系，毕业后就职于内蒙古医学院附属医院至今。1999 年晋升为主任医师，2004 年任妇产科主任至今。曾在上海第二医科大学附属新华医院妇产科、北京协和医院妇产科、日本山梨大学医学部妇产科、英国谢菲尔德大学临床医院妇产科进修学习。				
参加的学术组织及任职	中华医师学会常委 中华医学会妇产科分会委员 中华医学会肿瘤分会常务委员 内蒙古医学会妇产科分会主任委员 内蒙古骨质疏松学会理事 中华妇产科杂志编委 中国妇产科临床杂志编委 临床参考报常务编委 内蒙古医学杂志常务编委 内蒙古医学院学报编委				
学术成就	主持课题获内蒙古自治区科技进步二等奖 1 项、三等奖 4 项；自治区医学会科技进步一等奖 1 项、二等奖 3 项。目前承担获国家级自然科学基金 1 项；国家卫生和计划生育委员会项目 1 项。发表论文 30 余篇、参编教材 2 部、论著 4 部。				
专业特长	妇科肿瘤。				
给患者的忠告	有病早治，无病早防。				

二、华东地区：上海市、山东省、江苏省、安徽省、江西省、浙江省、福建省

（一）上海市

吴小华

姓　名	吴小华	性　别	男	年　龄	51 岁
科　室	妇科	职　称	教授	现任职务	科主任
工作单位	复旦大学附属肿瘤医院			联系电话	021－64175590－1006
出门诊时间	周二上午、周四上午			邮　箱	Docwuxh@yahoo.com
工作简历	1982 年 9 月—1987 年 6 月　蚌埠医学院医学系医疗专业 1987 年 7 月—1991 年 8 月　蚌埠医学院附属医院妇产科住院医师 1991 年 9 月—1996 年 6 月　"临床技能训练与研究"研究生，上海医科大学附属肿瘤医院（导师蔡树模、张志毅教授） 1996 年 7 月—1998 年 6 月　上海医科大学附属肿瘤医院妇瘤科主治医师 1998 年 7 月—2004 年 10 月　复旦大学附属肿瘤医院妇瘤科副主任医师、副教授 2000 年 9 月—2002 年 5 月　博士后，新泽西州肿瘤研究所，美国新泽西州 New Brunswick（导师：Drs. William N. Hait & Edmond J. Lavoie） 2005 年至今　复旦大学附属肿瘤医院主任医师、教授 2006 年至今　复旦大学附属肿瘤医院博士生导师 2006 年至今　复旦大学临床教授 2006 年至今　复旦大学附属肿瘤医院妇科恶性肿瘤多学科综合治疗组首席专家 2009 年至今　上海市优秀学科带头人				
参加的学术组织及任职	中国抗癌协会妇科肿瘤专业委员会副主任委员 中国抗癌协会妇科肿瘤专业委员会青年委员会主任委员 上海市抗癌协会妇科肿瘤专业委员会主任委员 中国抗癌协会妇科肿瘤专业委员会手术组组长 中华医学会妇科肿瘤专业委员会常委 IGCS（国际妇癌协会）会员 美国 SGO 国际委员 《NCCN 妇科肿瘤临床实践指南》中国专家组成员、《NCCN 宫颈癌临床实践指南》执笔人 《JCO 中文版》、《中华妇产科杂志》、《中国妇产科临床杂志》、《中国癌症志》、《癌症杂志》、《肿瘤预防与研究等杂志》、《临床肿瘤学杂志》编委 中华肿瘤杂志、Int J Gynecol Cancer、Gynecol Oncol 等杂志审稿人				

学术成就	在国内较早和较多的开展了卵巢癌系统的腹膜后淋巴结切除术及其应用的临床研究，并开展了相关的基础研究，发现了卵巢癌腹膜后淋巴结转移规律，转移的相关危险因素：临床病理因素和癌基因相关蛋白等；在国内首先提出卵巢癌系统淋巴结切除术应在具有危险因素的早期卵巢癌中开展，晚期患者可选择在二探术或再次细胞减灭术中开展，获得上海市科技成果进步奖和上海市卫生局科技进步奖。曾成功地切除腹主动脉旁淋巴结转移灶和腹主动脉分叉，并行人造血管置换，此属世界首次报道（Gynecol Oncol，2004，95：746）。 近年宫颈癌发病率出现了年轻化趋势，如何在提高生存率同时提高生活质量是临床医生面临的挑战。自 2003 年，在国内率先开展经腹根治性宫颈切除术，保留了患者的生育功能，在手术技巧上进行了创新，提高了安全性和减少了并发症，已有成功足月妊娠生育的报道（CCTV－10 科技教育频道《人物》栏目曾于 2009 年 6 月 8 日专门报道，http：//space.tv.cctv.com/video VIDE1244529618009638）。 作为复旦大学附属肿瘤医院妇瘤科主任、妇科肿瘤多学科综合治疗首席专家，领导和协调开展妇科肿瘤诊治多学科的合作。所领导的宫颈癌、卵巢癌、子宫内膜癌和妇科肿瘤放疗治疗团队，每年更新发布《复旦大学附属肿瘤医院常见妇科恶性肿瘤诊治规范》，由于得到同行的广泛认同，2010 年由上海科技出版社正式出版。目前开展的有自主知识产权的临床前瞻性研究 12 项，已取得了 3 项上海市科技进步奖和多项其他奖项。
专业特长	宫颈癌、卵巢癌、子宫内膜癌、外阴癌的手术治疗及化疗等综合治疗；特别是年轻宫颈癌患者保留生育功能的根治性宫颈切除术。
给患者的忠告	正确就医，遵从医嘱。

李子庭

姓　名	李子庭	性　别	男	年　龄	62 岁
科　室	妇科肿瘤科	职　称	教授	现任职务	
工作单位	复旦大学附属肿瘤医院			联系电话	021－64175590－2906
出门诊时间	周一全天			邮　箱	zitinglee@aliyun.com
工作简历	1978 年—1985 年　复旦大学肿瘤医院住院医师 1986 年—1994 年　复旦大学肿瘤医院主治医师 1995 年—2005 年　复旦大学肿瘤医院副主任医师、副教授 2006 年至今　复旦大学肿瘤医院主任医师、教授				
参加的学术组织及任职	中华医学会妇科肿瘤学会委员 中华妇产科学会妇科肿瘤分会委员 中国抗癌协会委员工作 担任《癌症》、《中国癌症杂志》、《现代妇产科进展》《上海第二军医大学学报医学版》、《中华肿瘤防治杂志》和《临床肿瘤学》杂志审稿和编委工作 主持上海市疾控中心妇科肿瘤部门工作 主持建立妇科肿瘤医师培训基地、建立妇科肿瘤沙龙、开展学术活动、开展多中心的临床基础研究、承办继续教育项目学习班等				
学术成就	在国内外杂志发表论文 30 多篇，参加《肿瘤外科手术学》、《现代妇产科学》、《现代妇科肿瘤外科手术学》、《妇产科主治医师手册》、《肿瘤科主治医师手册》、《中国妇科肿瘤学》等著作重要章节的编写工作，参与编译《实用妇科肿瘤学（Practical Gynecologic Oncology）》。主持各类重大临床试验以及国际多中心临床试验。主持多项上海市卫生局、上海市科委课题研究并已结题。研究成果曾多次获卫生部、上海市科委、上海市卫生局科技进步奖。				
专业特长	妇科恶性肿瘤的诊断及治疗，擅长恶性肿瘤患者的手术治疗、化疗、综合性治疗，年轻妇科恶性肿瘤患者保留生育功能的治疗等。				
给患者的忠告	患了肿瘤不可怕！听从专业的医生进行规范化的治疗，不盲目、不惧怕，积极面对！				

（二）山东省

侯建青

姓　名	侯建青	性　别	男	年　龄	51 岁
科　室	妇产科	职　称	主任医师	现任职务	妇产科主任
工作单位	山东烟台毓璜顶医院妇产科		联系电话	0535 - 6691999 - 83423	
出门诊时间	每周四上午		邮　箱	hjq63@126.com	
工作简历	1986 年　本科毕业后于山东烟台毓璜顶医院妇产科工作至今 1996 年　因工作成绩突出，被选拔支援西藏自治区日喀则地区聂拉木人民医院工作 1 年，时任烟台市首批援藏队队长 1999 年　晋升为副主任医师 2004 年　晋升为主任医师。目前主要从事妇科恶性肿瘤的规范性手术、化疗和放疗，以及腹腔镜微创手术。率领团队平均每年完成腔镜手术在 2000 例左右，腔镜手术率达到近 90%，恶性肿瘤腔镜手术率达 61.5%，开展了国内首例全腹腔镜下乙状结肠阴道成形术，腹腔镜下ⅢC 期卵巢癌肿瘤细胞减灭术，腹腔镜肾血管水平腹膜后淋巴清扫等手术，使我院腹腔镜技术水平达到国内领先水平，先后举办了十届妇科肿瘤、腔镜微创诊治热点论坛 2011 年　我院获得首批卫生部四级妇科内镜手术培训基地，共举办了七期妇科内镜培训班，来自全国各地近百名学员获得系统培训 2012 年　参加卫生部举办的全国内镜诊疗管理和技术交流大会，并在大会进行内镜培训经验交流。多次应邀赴全国各地参加妇科内镜学术会议进行手术表演及演讲				
参加的学术组织及任职	国家卫生计生委腔镜及微创技术推广考核专家委员会和妇科腔镜及微创技术推广专家委员会副主任委员 国家卫生计生委妇科四级内镜手术培训基地（烟台基地）主任 中华医学会肿瘤学分会常委 中华医学会妇产科学会内镜学组委员 中华医学会山东省分会妇科内镜学组副组长 中国抗癌协会山东省分会常委 中国医师协会山东省分会常委 山东省无瘢痕外科手术学会常委				
学术成就	在国内外发表论文 10 余篇，SCI 收录 2 篇。承担省自然基金 1 项，市级课题 4 项。获省市级科技进步奖 2 项。				
专业特长	擅长妇科良、恶性肿瘤的诊治，特别是腹腔镜微创手术治疗。				
给患者的忠告	要重视宫颈病变，定期检查，及时发现，及早治疗。				

陈爱平

姓　名	陈爱平	性　别	女	年　龄	50 岁
科　室	妇科	职　称	教授、主任医师、博士生导师	现任职务	黄岛院区妇科主任
工作单位	青岛大学附属医院妇科（黄岛院区）			联系电话	0532 - 82919608
出门诊时间	周一、周四上午，黄岛院区门诊 周三，本部妇科门诊			邮　箱	Chenaiping516 @163.com
工作简历	1986 年 8 月—1993 年 9 月　山西长治医学院妇产科助教、讲师 1999 年 8 月—2002 年 10 月　青岛大学医学院附属医院妇产科主治医师 2002 年 10 月—2007 年 10 月　青岛大学医学院附属医院妇产科副主任医师、副教授 2007 年 10 月至今　青岛大学医学院附属医院妇产科主任医师、教授 2009 年 11 月　美国 M. D. ANDERSON 肿瘤中心任高级访问学者				
参加的学术组织及任职	山东省抗癌协会副主任委员 山东省无瘢痕协会委员 山东省科技厅和青岛市科技局网上评审专家 青岛市抗癌协会常务委员				
学术成就	从事妇产科医教研工作近 30 年，能熟练处理妇产科各种疾病及妇科疑难危重病症，专长于宫颈疾病 LEEP 刀治疗和阴道镜检查技术，熟练掌握妇科各种手术，尤其擅长于妇科微创技术、宫腹腔镜、经阴道手术和各种恶性肿瘤手术。在妇科恶性肿瘤的诊治方面具有丰富经验，注重肿瘤患者的个性化诊治及生活质量的改善。科研方面主要着力于卵巢癌的研究，对 EGFR 及信号传导通路在卵巢癌发生、发展中的作用，以及与卵巢癌患者预后的关系做了大量系统的研究，研究内容和方向与国际接轨，发表论著 10 余篇。教育教学方面，担任硕士研究生导师 10 余年，多次参与教材编写，现为博士研究生导师，带领团队从事科学研究与临床工作，注重教书育人，培养出一批具有高素质的研究生队伍，受到同行的一致好评。				
专业特长	1. 宫颈疾病，宫颈癌前期病变和晚期宫颈癌的综合处理。 2. 其他妇科良、恶性肿瘤的诊治。 3. 妇科微创技术、宫颈疾病 LEEP 刀治疗和阴道镜检查技术。				
给患者的忠告	珍惜生命，远离宫颈癌。 只要自己重视，宫颈癌是完全可以预防的。				

（三）江西省

谭布珍

姓　名	谭布珍	性　别	女	年　龄	50 岁
科　室	妇产科	职　称	教授、主任医师	现任职务	科主任
工作单位	南昌大学第二附属医院		联系电话	0791 - 86266912；0791 - 86296220	
出门诊时间	星期一上午、星期五下午		邮　箱	tanbuzhen@ tom. com	
工作简历	1985 年 7 月—1988 年 8 月　江西医学院临床医学系妇产科教研室助教、教研室秘书；江西省妇幼保健院住院医师 1988 年 9 月—1991 年 7 月　江西医学院硕士研究生、助教、教研室秘书；江西省妇幼保健院住院医师 1991 年 8 月—1995 年 4 月　江西医学院临床医学系妇产科教研室讲师、教研室秘书；江西省妇幼保健院主治医师 1995 年 5 月至今　南昌大学第二临床学院妇产科教研室历任副教授、教授；妇产科硕士生导师、博士生导师；教研室副主任、主任；南昌大学第二附属医院妇产科历任副主任医师、主任医师；科副主任、主任				
参加的学术组织及任职	中国中西医结合学会第八届妇产科专业委员会常委 华东六省一市妇产科专业委员会江西协作组副组长 华东六省一市妇科内镜专业委员会江西协作组副组长 中华医学会江西省第八届妇产科专业委员会副主任委员 中国抗癌协会江西省第四届妇科肿瘤专业委员会副主任委员 中国生殖医学会江西省首届生殖医学专业委员会副主任委员 中国中西医结合学会江西省第五届妇产科专业委员会副主任委员 江西省抗癌协会第四届理事会理事				
学术成就	长期工作在妇产科临床第一线，积累了丰富的妇产科疾病诊治经验及疑难危重病症救治经验，造福广大妇女。 　　是江西省妇产科学科带头人之一，先后主持了 10 余项国家自然科学基金、省自然科学基金、厅级科研项目研究。两项科技成果通过了省卫生厅专家组鉴定，具有科学性、创新性、先进性，达到了国内领先水平，并获 2009～2010 年度江西省高等学校科技成果三等奖。 　　主编和参编专著 6 部；先后在国内有影响力的刊物发表和在各级学术会议上大会交流论文 60 余篇，2007 年入选江西省卫生系统学术和技术带头人第二批培养对象。 　　1999 年获江西医学院硕士生导师资格，至今共培养硕士研究生 30 余名，部分已在各自的工作岗位上发挥着骨干作用，2010 年获南昌大学妇产科专业				

续表

学术成就	博士生导师资格，是江西省首批获得妇产科专业博士生导师资格的导师之一，已培养博士研究生 2 名。获南昌大学"优秀研究生指导教师"、江西省高等学校"中青年骨干教师"、江西省高校"中青年学科带头人"称号。
专业特长	擅长妇产科疾病的诊治，尤其擅长妇科肿瘤如宫颈癌、卵巢癌、子宫内膜癌、子宫肌瘤、卵巢囊肿等疾病的诊治；擅长妇科生殖内分泌疾病如月经病、不孕症、多囊卵巢综合征、更年期综合征等疾病的诊治；擅长妇科微创手术如宫腹腔镜手术、阴式手术等，手术操作精细。
给患者的忠告	健康生活，快乐一生。

（四）浙江省

张 平

姓 名	张平	性 别	女	年 龄	52 岁
科 室	妇瘤科	职 称	主任医师	现任职务	妇瘤科主任
工作单位	浙江省肿瘤医院			联系电话	0571 – 88128128
出门诊时间	周三（下午）、周四（上午）			邮 箱	Ping725020@ sina. com
工作简历	1985 年　毕业于浙江医科大学临床医学专业 1985 至今　在浙江省肿瘤医院从事妇科肿瘤的诊治工作。曾在 1991 年 10 月—1992 年 3 月在浙江大学附属一院泌尿外科进修，1998 年赴澳大利亚昆士兰大学医学院做访问学者				
参加的学术组织及任职	浙江省抗癌协会妇科肿瘤专业委员会委员 浙江省医疗事故技术鉴定专家 《国际妇产科学杂志》编委 《肿瘤学杂志》编委 《中国肿瘤》编委，等				
学术成就	承担《miRNA 在卵巢癌患者外周血清中的表达作用研究》、《外周血白细胞表面 mdr1 与卵巢癌化疗敏感性相关性临床研究》等省部级课题 4 项，先后发表《腹膜不关闭技术在宫颈癌根治术中的应用》等专业论文 10 余篇，获浙江省卫生厅科技进步奖 1 项，获第十二届浙江省自然科学优秀论文二等奖 1 项。				
专业特长	从事卵巢癌、宫颈癌、外阴癌、子宫内膜癌等妇科肿瘤的临床诊治工作 20 余年，擅长妇科恶性肿瘤的手术治疗、化疗及综合治疗，在治疗疾病时注重患者的生活质量，诊治极具人性化。熟悉本学科在国内外的进展状况，大胆引进国际先进的治疗方法和技术。在省内率先引进美国新柏氏液基细胞学技术，广泛用于宫颈癌的筛查，大大提高了早期宫颈癌和宫颈癌前期病变的检出率。擅长开展宫颈癌根治术和局部晚期宫颈癌的同步放、化疗技术，使一些晚期宫颈癌得到治愈。对年轻女性早期宫颈癌患者采用独特的保留生育功能和保留卵巢功能的术式，使她们有生育的机会。在外阴癌的综合治疗方面，对累及尿道或肛门的晚期外阴癌采用术前同步放、化疗技术，不仅保存了尿道或肛门的功能，而且疗效也令人满意。对晚期卵巢癌开展细胞减灭术，理想细胞减灭术可达 70%。由于在泌尿外科与大肠科方面也颇有研究，是目前省内为数不多的能开展妇科肿瘤侵犯周围脏器时行联合脏器切除术的专家，使一批曾被认为无法手术的患者得到救治。				
给患者的忠告	选择一个您信任的医院，再选择一个您信任的医生，然后把自己托付给他。				

（五）福建省

林 安

姓　名	林安	性　别	男	年　龄	50 岁
科　室	妇科	职　称	主任医师	现任职务	科主任
工作单位	福建省肿瘤医院			联系电话	0591 - 83660063 - 5090
出门诊时间	周二上午			邮　箱	linan6409062163.com
工作简历	1985 年 8 月至今　在福建省肿瘤医院妇科从事妇科肿瘤临床一线工作				
参加的学术组织及任职	中华医学会妇科肿瘤专业委员会委员 中国抗癌协会、福建省抗癌协会妇科肿瘤专业委员会副主任委员				
学术成就					
专业特长	妇科肿瘤的手术、化疗、放疗，以及综合治疗。				
给患者的忠告	珍爱生命请珍惜自己！				

三、华中地区：湖北省、湖南省、河南省

（一）湖北省

蔡红兵

姓　名	蔡红兵	性　别	女	年　龄	52 岁
科　室	妇瘤科	职　称	教授、主任医师	现任职务	科主任
工作单位	武汉大学中南医院			联系电话	027 - 67812648
出门诊时间	周三上午			邮　箱	Chb2105@163.com
工作简历	1984 年　毕业于湖北医科大学，获学士学位。同年分配到该校附属第二医院妇产科工作 1990 年　获妇产科硕士学位 1997 年　晋升为副主任医师 2003 年　攻读博士学位 现任武汉大学中南医院妇瘤科科主任、主任医师、教授，博士生导师				
参加的学术组织及任职	中国抗癌协会妇科肿瘤专业委员会常委、手术学组副组长 湖北省抗癌协会理事 湖北省抗癌协会妇科肿瘤专业委员会主委 湖北省医学会妇科肿瘤分会副主委 湖北省女医师协会理事 湖北省医师协会肿瘤分会委员 湖北省医学会妇产科分会委员 武汉市肿瘤学会委员				
学术成就	近 5 年来主持国家自然科学基金面上项目 1 项；湖北省卫生厅及武汉市科技局重点项目各 1 项。取得了多项科研成果，其中《Ⅰ B、Ⅱ A 期子宫颈癌手术方式及技巧的研究与临床应用》、《湖北省宫颈癌发病趋势及高危因素分层管理的研究》等，已获省部级科技成果奖二等奖。在国内外核心期刊上发表专业论文 70 余篇，其中 SCI 收录论文 10 余篇。主编《子宫颈癌》、《现代妇科肿瘤学》等 5 部医学专著。出版《妇科肿瘤手术》光盘一套。				
专业特长	长期从事妇科肿瘤的临床工作，有丰富的临床工作经验及熟练的手术操作技巧，对妇科肿瘤的诊断及治疗，尤其是对宫颈癌的早期诊断及手术治疗，有其独到之处。				
给患者的忠告	正确就医，遵从医嘱。				

（二）湖南省

王 静

姓 名	王静	性 别	女	年 龄	49 岁
科 室	妇瘤科	职 称	主任医师	现任职务	副院长
工作单位	湖南省肿瘤医院 （中南大学湘雅附属肿瘤医院）			联系电话	0731－88651849
出门诊时间	周三门诊			邮 箱	Wangjing189 @163.com
工作简历	1988 年 毕业于湖南医科大学（现中南大学湘雅医学院）医学系医疗专业 1988 年至今 一直从事妇科肿瘤临床及教学工作 2001 年—2002 年 在上海第二医科大学卫生部法语培训中心学习 2003 年—2004 年 在法国巴黎六大及十二大学医学院学习妇科放疗及手术 2004 年 9 月 晋升湖南省肿瘤医院妇瘤科主任医师、大妇瘤科副主任 2004 年 4 月—2004 年 11 月 在西藏山南地区人民医院妇产科工作 2005 年 入选湖南新世纪 121 人才工程第三梯队 2005 年 组建湖南省肿瘤医院妇瘤三科并任科室主任 2007 年 9 月 任湖南省肿瘤医院业务副院长，临床药物试验机构副主任 2008 年 当选十届湖南省政协常委，2013 年连任十一届湖南省政协常委 2011 年 华中科技大学同济医学院 EMHA 结业 2012 年 中南大学湘雅医学院妇科肿瘤学博士				
参加的学术 组织及任职	中华医学会肿瘤学分会妇科肿瘤专业学组委员 中国妇幼保健协会妇科肿瘤专业委员会副主任委员 中华医学会医学科学研究管理学分会委员 湖南省女医师协会常务理事 湖南省子宫颈癌防治专业委员会主任委员 湖南省免疫学会副理事长 湖南省医学会临床药理学专业委员会副主任委员 湖南省病理生理专业委员会副理事长 湖南省肿瘤防治专业委员会副主任委员 湖南省医学会妇科肿瘤专业委员会委员 药物基因组学专业委员会委员 湖南省医学会医师学会理事 湖南省妇幼保健与优生优育协会常务理事 《肿瘤药学》杂志编辑部副主任				

学术成就	科研奖励： 1. 王静，陈亦乐，吴晓英，陈森林，徐宣枝。"血管内皮生长因子在上皮性卵巢癌中的表达、超微结构定位及其临床意义"。第五届湖南医学科技三等奖（编号 20060309），2006 年。 2. 陈亦乐，王静，吴晓英，陈森林。"朗格罕氏细胞抗癌作用于宫颈癌预后关系研究"，首届湖南医学科技三等奖（编号 200239），2002 年。 3. 唐洁，王静，张芸，李俊军，罗晨辉，姚迎，关瑞，钟晶敏，田文芳，贺捷。IGF－1R 在上皮性卵巢癌早期诊断、预后预测及基因靶向治疗方面的临床基础研究（编号 201460），2014 年。 科研项目： 1. 针对卵巢癌早期诊疗的生物传感及靶向载药体系新方法与新技术的基础研究（负责人），国家自然科学基金重点项目（21135001）。 2. 铂类－紫杉醇类联合治疗卵巢癌的疗效和毒副反应个体差异机制研究（负责人），湖南省肿瘤医院科研平台。 3. 基于核酸识别单元的超敏感生物传感器研究及卵巢癌早期诊断应用（负责人），湖南省自然科学基金（11JJ3116）。 4. 子宫颈癌防治研究中心，负责人，湖南省卫生厅。 5. 核酸适体在丙型肝炎的早期诊断和靶向治疗中的应用研究（合作参与），卫生部"十一·五"重大专项 2009ZX10004－312。 6. 细胞 DNA 定量分析技术应用于宫颈癌筛查的临床研究（合作参与），卫生部医药卫生研究中心 W2012GJ01。 7. 中国子宫颈腺癌 HPV 型别分布（以医院为基础的）多中心研究（华中大区负责人），中国医学科学院肿瘤医院/肿瘤研究所。 8. GSTP1 和 ABCB1 基因多态与铂类和紫杉醇类同步化疗卵巢癌的疗效和毒副作用研究（合作参与），湖南省科技厅（2012FJ3084）。 9. 靶向抑制 NAC－1 表达增强卵巢癌细胞化疗敏感性研究（合作参与），湖南省卫生厅（B2011－089）。 10. 湘雅临床大数据系统"妇科肿瘤及子宫内膜异位症临床大数据系统"（负责人），中南大学。 11. 人附睾蛋白 4 和真核细胞起始因子 3a 在上皮性卵巢癌中的作用及其机制研究（第一合作者），湖南省科技厅重点项目。 论文发表： 1　Jing Wang, Ling Xiao, Chenhui Luo, et al. Overexpression of TRPM7 is Associated with Poor Prognosis in Human Ovarian Carcinoma, 2014, 15 (9) Asian Pacific Journal of Cancer Prevention (SCI 收录)

学术成就	2　Nianli Liu，Chaohui Zhao，Xiaohong Wang，Tianran Chen，Daong Yang，Jing Wang and Haizhen ZU. miR – 942 decreases TRAIL – induced apoptosis through ISG12a downregulation and is regulated by AKT，2014 6 Oncotarget（SCI 收录） 3　Pingpin Wen，Man Niu，Suming Pan，Yanhong Zhou，Cijun Shai，Jing Wang，Shuping Peng and Guiyuan Li，a novel target for nasopharyngeal carcinoma therapy，2014，5 Cancer stem – like cell（SCI 收录） 4　Zhao FH，Tiggelaar SM，Wang J，et al. A multi – center survey of age of sexual debut and sexual behavior in Chinese women：Suggestions for optimal age of human papillomavirus vaccination in China. Cancer Epidemiol，2012，36（4）：384 – 390（SCI 收录） 5　Zhao FH，Tiggelaar SM，Hu SY，Wang J，et al. A multi – center survey of HPV knowledge and attitudes toward HPV vaccination among women，government officials，and medical personnel in China. Asian Pacific Journal of Cancer Prevention，2012，13（5）：236 – 237（SCI 收录） 6　王静，陈亦乐，吴晓英，徐宣枝，陈森林. 上皮性低分化卵巢癌的微血管超微结构特征与血管内皮生长因子的细胞器定位研究. 医学临床研究，2006，23（11）：1700 – 1702 7　王静，陈亦乐，陈森林，吴晓英，汪春年. 血管内皮生长因子 mRNA 在上皮性卵巢癌的表达及意义. 现代肿瘤医学，2005，13（5）：579 – 581 8　王静，陈亦乐. Ⅱ期子宫内膜癌的诊断评估. 医学临床研究，2004，21（3）：278 – 279 9　王静，陈亦乐，黄龙兴. 外阴癌临床分析及预后因素的探讨. 中国医师杂志，2004，6（5）：680 – 681 10　王静，陈亦乐，陈森林，吴晓英. 上皮性卵巢癌肿瘤血管生成活性及其与患者预后的关系. 医学临床研究，2002，19（2）：112 – 113 11　汪春年，王静，吴晓英. 血管内皮生长因子在上皮性卵巢癌中的临床病理研究. 河南肿瘤学杂志，2005，18（10）：310 – 312 12　王静，李坤艳，周俭. 宫颈癌患者 β – 微管蛋白Ⅰ基因外显子 4 突变与多西紫杉醇同步放疗疗效关系初探. 肿瘤药学，2011，1（6）：489 – 492 13　桂玲，王静，祝爱珍，刘成成，刘革修. 特异 siRNA 下调卵巢癌 H08910 细胞 NAC – 1 基因表达并抑制生长. 基础医学与临床，2012，32（10）：1221 – 1223

续表

学术成就	14　桂玲，王静，祝爱珍，刘成成，刘革修.NAC－1特异的siRNA增强紫杉醇诱导的人卵巢癌细胞凋亡.中国病理生理杂志，2012，28（3）：439－444 15　桂玲，王静.吉非替尼与紫杉醇联合对卵巢癌细胞凋亡影响的观察.中华肿瘤防治杂志，2012，19（2）：106－109 16　王静，曾亮，吴胜其，李志燕，李振泽，张怡.Galectin 7和MMP9在宫颈腺癌中表达的临床病理研究.现代生物医学进展，2013，13（18）：3452－3456 17　王静，罗晨辉，唐雨曦.卵巢癌临床研究新进展.肿瘤药学，2013，8（4）：242－245 18　王静，许可葵，史百高，张克强，周萍，廖先珍，刘双喜，张怡.4374例子宫颈癌患者预后及其影响因素分析.中国肿瘤，2014，4：281－288 19　王静，李继山，胡骏，廖前进.生物传感器及其在卵巢癌诊治中的应用进展.医师中国医师杂志，2013，12（15）：1720－1723
专业特长	擅长妇科恶性肿瘤的各种手术、化疗、放疗和肿瘤破坏性治疗后功能重建，如早期宫颈癌保留生育功能手术、外阴癌根治术后外阴重建术；对于妇科肿瘤疑难危重及晚期患者的治疗具有丰富的实践经验。专注提供妇科肿瘤患者个体化治疗，利用最新技术及药物提供最佳治疗组合。长期重视基础研究与临床实际的结合，使基础研究的结果较好转化和指导临床工作。
给患者的忠告	妇科癌症并非那么可怕，尤其是宫颈癌，病因明确，有癌前病变，筛查技术成熟。关键是定期妇科检查及时阻断，及早诊断、及早治疗。发现癌症之后，应正确面对，保持良好的精神状态，积极配合医生采用规范化治疗程序和个体化治疗方法。只要患者、家属和医生同舟共济、齐心协力，一定能战胜病魔。

史彩霞

姓　名	史彩霞	性　别	女	年　龄	49 岁
科　室	妇瘤科	职　称	主任医师	现任职务	妇瘤二科主任
工作单位	湖南省肿瘤医院			联系电话	0731－89762101
出门诊时间	周一、周二			邮　箱	shx580213 @ aliyun. com
工作简历	1989 年 6 月　毕业于中山医科大学，分配至湖南省肿瘤医院妇瘤科工作，逐年晋升 2005 年　晋升为湖南省肿瘤医院妇产科主任医师 2009 年 1 月　担任湖南省肿瘤医院妇瘤二科主任				
参加的学术组织及任职	湖南省女医师协会宫颈癌防治专业委员会委员 中华妇产科学专业委员会湖南分会会员				
学术成就	1. 在省内率先开展了一系列妇科新技术，如盆腔廓清术、阴道延长术及保留子宫的宫颈广泛切除术。 2. 在核心期刊发表论文多篇，如宫颈癌卵巢移位的远期疗效、子宫内膜癌手术保留卵巢问题的探讨、血管生成与子宫内膜癌关系的研究等。 3. 参编《妇科肿瘤学》、《现代实用肿瘤学》、《疾病诊断与疗效判断标准》。				
专业特长	擅长妇科肿瘤的合理综合治疗，尤其擅长妇瘤各类疑难病例的复杂手术，包括妇瘤的微创手术，特别注重保护患者生活质量及生育功能。				
给患者的忠告	宫颈癌是有治愈希望的。不要放弃！				

（三）河南省

王　莉

姓　名	王莉	性　别	女	年　龄	49 岁
科　室	妇瘤科	职　称	主任医师	现任职务	科主任
工作单位	河南省肿瘤医院			联系电话	0371 – 65587387
出门诊时间	周一上午、周四下午			邮　箱	13837196622@163.com
工作简历	1982 年—1987 年　就读于河南省医科大学医疗系 1987 年—至今　河南省肿瘤医院妇科工作 2002 年—至今　河南省肿瘤医院妇科主任、河南省宫颈癌诊疗中心主任 2007 年—2008 年　赴澳大利亚新南威尔士大学圣乔治医院肿瘤中心从事妇科肿瘤临床及实验室研究				
参加的学术组织及任职	中华医学会妇科肿瘤专业委员会委员 中华医学会肿瘤分会妇科肿瘤学组委员 中华医学会河南省妇科肿瘤分会副主任委员 中华医学会河南省妇产科分会常委 中国医师协会河南省妇产科委员会常委 河南省抗癌协会妇瘤专业委员会副主任委员				
学术成就	1. 2002 年担任妇瘤科主任以来运用国际妇产科联盟（FIGO）和美国 NC-CN 的妇科肿瘤诊治规范进行执业，使妇科肿瘤的诊治手段直接与国际接轨，诊治方法科学、先进、规范使得妇瘤科的诊治水平位于全国先进水平行列。 2. 率先将 DSA 技术引入滋养叶细胞肿瘤的早期诊断，许多患者得到了及时诊断和治疗，取得了很好的效果。 3. 率先开展早期宫颈癌保留生育功能的宫颈广泛切除术，已经治疗患者近 30 例，均获成功，填补了我省的空白。 4. 近 10 年来主持省级科研课题 9 项，国家协作项目 1 项。 5. 发表论文 14 篇，其中国际 SCI 论文 8 篇。 6. 2009 年在第 20 届亚太地区肿瘤会议上大会发言，获得"青年研究奖"。 7. 主持改进的宫颈癌新辅助化疗方案（HPB 方案）获的了省卫生厅科技成果二等奖。 8. 单克隆抗体 C595 靶向治疗上皮性卵巢癌及化疗增敏的实验研究获得了卫生厅科技进步一等奖。				
专业特长	妇科肿瘤的临床及基础研究。				
给患者的忠告	宫颈癌是一种感染性疾病，是可以预防的，也是可以消灭的，注意健康体检、科学诊治就可以远离宫颈癌。				

四、华南地区：广东省、广西壮族自治区、海南省

（一）广东省

林仲秋

姓　名	林仲秋	性　别	男	年　龄	54 岁
科　室	妇科肿瘤	职　称	教授	现任职务	主任
工作单位	中山大学孙逸仙纪念医院			联系电话	020 - 34071153
出门诊时间	周四下午			邮　箱	lin－zhongqiu@163.com
工作简历	1983 年至今　孙逸仙纪念医院妇产科住院医师、教授 1994 年—1997 年　孙逸仙纪念医院妇产科副主任 1997 年—2011 年　孙逸仙纪念医院副院长兼妇科肿瘤专科主任 2012 年至今　孙逸仙纪念医院妇科肿瘤专科主任				
参加的学术组织及任职	中华医学会妇科肿瘤学分会委员 广东省抗癌协会妇科肿瘤专业委员会常务副主任委员、候任主任委员 广东省医学会妇产科学分会副主任委员 广东省中西医结合学会妇产科学分会副主任委员				
学术成就	近 5 年共承担国家级、省级等科研项目超过 400 万元，"肿瘤测量钳"于 2005 年获得国家知识产权局的发明专利。作为副主编参与全国统编教材《妇产科学》第 7 版、第 8 版编写。任《妇科肿瘤诊治指南》、《妇产科误诊病例分析》、《妇产科查房实录》、《妇科手术彩色图解》主编，《妇产科常用诊断技术及特殊检查》、《妇产科疾病鉴别诊断学》等多本学术专著副主编，近 5 年发表学术论文 100 余篇。				
专业特长	从事本专业工作 30 年，主要专业领域为妇科肿瘤，经过多年医教研工作经验和技术积累，已成为享誉全国的妇科肿瘤专家和妇科手术专家。多次受邀前往除西藏外的全国各省、自治区（包括澳门）进行手术表演及讲学。手术视频在中国妇产科网上点击数排第一位，超过 300 万次。其手术方法和手术技巧已被全国各地普遍采用。掌握特色技术包括：广泛全子宫切除术、宫颈广泛切除术、腹主动脉旁淋巴结切除术、盆腔淋巴结清扫术；外阴癌、阴道癌、卵巢癌等恶性肿瘤高难度手术；生殖道畸形矫形手术和各种妇科疑难手术；宫颈广泛切除术及盆底功能重建术为国内领先的新技术，获得了术后妊娠周数最长、新生儿体重最重，可以采用子宫下段剖宫产的全国纪录。连续举办 10 期国家级医学继续教育项目"宫颈癌规范化治疗及手术技巧学习班"，学员超过 2000 人，来自全国各地，在同行中得到广泛认可。				
给患者的忠告	选对医生比什么都重要。相信医生比相信网络更靠谱。				

（二）广西壮族自治区

范余娟

姓　名	范余娟	性　别	女	年　龄	50 岁
科　室	妇科	职　称	主任医师	现任职务	妇产科副主任、妇科主任
工作单位	广西医科大学第一附属医院妇产科			联系电话	0771－5356513
出门诊时间	周一			邮　箱	Yjfan530@163.com
工作简历	1988 年 7 月—1988 年 11 月　北京市第二传染病院医师 1988 年 12 月—2000 年 9 月　四川省乐山市人民医院妇产科医师，主治医师 2000 年 9 月—2004 年 7 月　四川大学华西妇女儿童医院妇科硕士、博士研究生 2004 年 7 月至今　广西医科大学第一附属医院妇产科副主任医师、主任医师				
参加的学术组织及任职	中华医学会广西妇科肿瘤分会常务委员 中华医学会广西妇产科分会委员 中国抗癌协会广西妇科肿瘤专业委员会委员				
学术成就	从事妇产科临床、教学及科研工作 27 年，有丰富的妇产科临床工作经验，尤其擅长妇科良、恶性肿瘤的诊治；曾参加多项国家自然科学基金项目的研究，承担省级以上科研课题 4 项，获广西医药卫生适宜技术推广奖 1 项；发表文章 30 余篇。				
专业特长	1. 妇科肿瘤的诊断与治疗。 2. 女性生殖道畸形的诊断与治疗。 3. 人工绝经后激素补充治疗。				
给患者的忠告	关爱自己，享受生活。				

（三）海南省

贺国丽

姓　名	贺国丽	性　别	女	年　龄	52 岁
科　室	妇科	职　称	主任医师	现任职务	妇科病区主任
工作单位	海南省人民医院妇科			联系电话	0898 – 68622199
出门诊时间	周二上午、下午			邮　箱	Heguoli1962@163.com
工作简历	1985 年—1988 年　新疆医科大学附属一院妇科住院医师、助教 1991 年—1996 年　新疆医科大学肿瘤医院主治医师、讲师 1996 年—1999 年　华西医科大学妇科肿瘤专业博士毕业 1999 年至今　海南省人民医院妇科主任医师、教授				
参加的学术组织及任职	中华医学会妇科肿瘤专业委员会委员 中国宫颈癌防治协作组委员 海南省医学会妇产科分会副主任委员 中国抗癌协会海南省分会委员				
学术成就	主持完成省自然科学课题 2 项、省卫生厅课题 1 项；参与完成卫生部、中央财政转移支付、中华医学会课题 4 项；获海南省科技进步二、三等奖各 1 项。				
专业特长	主要从事妇科肿瘤及宫颈病变的临床诊治和研究，并承担海南省医学院的临床教学工作。				
给患者的忠告	关爱健康，共同尽力。				

朱根海

姓　名	朱根海	性　别	男	年　龄	48 岁
科　室	妇科	职　称	主任医师	现任职务	妇科主任
工作单位	海南省人民医院			联系电话	0898 – 68642225
出门诊时间	每周二下午（秀英门诊）			邮　箱	genhaizhu@163.com
工作简历	1993 年至今　湖南医科大学（现中南大学湘雅医学院）毕业分配到海南省人民医院妇科工作 期间： 2001 年 8 月—2003 年 5 月　美国 Wayne State University 研修 2005 年 9 月—2006 年 6 月　华中科技大学同济医学院，博士研究生班学习				
参加的学术组织及任职	海南省医学会妇产科专业委员会主任委员 中华医学会妇产科分会委员 中华医学会妇科肿瘤分会委员 中国抗癌协会妇科肿瘤专业委员会委员 海南省妇科微创专业委员会副主任委员 海南省抗癌协会常务理事				
学术成就	具有扎实的理论基础和丰富的临床经验，擅长处理疑难的妇科疾病及难度较大的手术，开腹手术及腔镜手术熟练，尤其在妇科恶性肿瘤的诊治及妇科腹腔镜手术有较深的造诣。成熟地开展了各种难度大的妇科恶性肿瘤相关手术及妇科恶性肿瘤的微创手术，同时首创了腹腔镜下放射粒子植入治疗晚期复发的妇科恶性肿瘤等技术。先后主持了卫生厅科研课题、省自然科学基金课题及国家自然科学基金课题，5 篇论文被 SCI 收录。				
专业特长	1. 妇科恶性肿瘤的规范治疗。 2. 妇科恶性肿瘤的微创治疗。				
给患者的忠告	坚持每年体检，重视身体出现的任何异常情况并及时就诊，您将远离癌症的困扰。				

五、西南地区：重庆市、四川省、贵州省、云南省、西藏自治区

（一）重庆市
周　琦

姓　名	周琦	性　别	女	年　龄	55 岁
科　室	妇瘤科	职　称	主任医师、教授	现任职务	院长
工作单位	重庆市肿瘤医院			联系电话	023－65305443
出门诊时间	每周一上午			邮　箱	qizhou9128@163.com
工作简历	1982 年 3 月—1984 年 11 月　重庆三峡中心医院妇产科医师 1984 年 11 月—1987 年 7 月　重庆市肿瘤医院妇科医师 1987 年 7 月—1995 年 12 月　重庆市肿瘤医院妇科主治医师、副主任医师；妇科主任（1991 年起） 1995 年 7 月—2005 年 12 月　重庆市肿瘤医院副院长、妇科主任医师、教授兼科主任 2005 年 12 月至今　重庆市肿瘤医院院长、妇科主任医师、教授兼主任				
参加的学术组织及任职	重庆医学会妇产科专委会副主任委员 重庆抗癌协会妇科肿瘤专委会主任委员 中国抗癌协会妇科肿瘤专委会候任主委 重庆抗癌协会副理事长 中国抗癌协会常务理事 中国肿瘤临床协作组执行委员 中国医师协会肿瘤分会常委、妇产科医师协会委员				
学术成就	作为重庆市肿瘤学学术与技术带头人，重庆市妇科肿瘤重点学科学术带头人，长期工作在肿瘤临床第一线，有丰富的临床经验、缜密的科研思维、无私的教学精神。运用现代肿瘤诊疗技术，对妇科良、恶性肿瘤进行手术、化疗和放射治疗，参与制定中国妇科恶性肿瘤诊治指南，运用 NCCN 妇科恶性肿瘤的规范化诊治指南，提高妇科肿瘤早诊率和生存率。近 5 年主持或主研参加省、市级以上科研项目 10 项，获市、局级科技奖 3 项，发表学术论文 70 余篇，参编教材和著作 6 部，在研课题 4 项。 　　推行肿瘤多学科联合诊治制度，有效提高肿瘤疗效。担任宫颈癌首席专家，宫颈癌 100% 进行多科联合会诊，制定宫颈癌最佳的个性化治疗方案，每年诊治宫颈癌近千例。作为卫生部癌症早诊早治专家组成员，宫颈癌早诊早治专家组副组长，项目负责执行转移支付"子宫颈癌和乳腺癌早诊早治"项目。参加"中国子宫颈癌 HPV 感染型别研究"、"中国 HPV 感染认知度调查"项目研究，负责西南片区工作。在西南地区率先开展高危型人乳头瘤病				

学术成就	毒（HPV）基因杂交试验和液基细胞技术建立最佳宫颈癌筛查方案，在重庆农村推广宫颈癌肉眼筛查适宜技术，让基层农村妇女收益，率先利用肿瘤蛋白芯片技术对无症状高危人群的肿瘤筛查。探索提高卵巢癌诊治新方法，本年度成功申报专利——"一种诊断卵巢癌的磁性纳米探针的制备方法及检测方法"，为原本难以早期发现的卵巢癌患者带来福音。
专业特长	主要擅长卵巢癌预警与早期诊断研究，卵巢癌化疗耐药及多药耐药的相关研究，宫颈癌的早诊早治、个体化诊疗及癌前病变干预治疗。在宫颈癌保留生育功能的手术治疗，宫颈癌适形调强放射治疗和宫颈癌同步放、化疗及后装治疗，明显提高晚期宫颈癌缓解率，降低宫颈癌复发率及治疗后不良反应等方面具有专业特长。开展分子细胞病理癌基因诊断，提高诊断符合率，应用组织块法肿瘤化疗药敏技术和肿瘤多药耐药基因表达，建立化疗药敏试验指导下的"个性化治疗"肿瘤治疗新型模式。从事妇科肿瘤诊治工作30余年，擅长妇科良、恶性肿瘤和妇科疾病的诊断和治疗，特别是妇科恶性肿瘤，包括化疗、放疗、手术在内的综合治疗和妇科恶性肿瘤的规范化治疗。在宫颈癌的早诊早治和规范化治疗方面具有较高造诣。
给患者的忠告	癌症（恶性肿瘤）是特殊的慢性疾病，所谓慢性病，就是疾病的病理变化缓慢、病程相对长，也是短期内不能治愈或终身不能治愈的疾病，很多肿瘤有癌前病变，如宫颈癌。人类之所以患肿瘤是因为人体内环境严重紊乱、机体抵抗力下降加上外因侵袭的结果。肿瘤治疗应该使身体内环境恢复平衡，即扶正，并利用现有的治疗手段选择合适的治疗。有时并不是全部手术切除干净或放、化疗杀死所有肿瘤细胞才算治愈，更不能盲目采用不适当的手段过度治疗，不当治疗不但会给患者自身带来恶果，还会给癌症患者心理带来负担。事实告诉我们，最恰当的个体化治疗是最好的选择，循证医学下的个体化治疗会让更多的肿瘤患者受益，肿瘤早期可以治愈，带瘤生存也不再是梦想，晚期肿瘤治疗的目的是提高生存期和生存质量。适度的个体化的肿瘤筛查是减少晚期肿瘤和治疗癌前期病变的最好选择。

胡丽娜

姓 名	胡丽娜	性 别	女	年 龄	55 岁
科 室	妇产科	职 称	教授 主任医师	现任职务	教研室主任 科主任
工作单位	重庆医科大学附属第二医院			联系电话	023－63693707
出门诊时间	每周二上午、每周四上午			邮 箱	cqhulina@126.com
工作简历	1986 年 1 月—2004 年 3 月 重庆医科大学附属第二医院工作，历任住院医师、主治医师、副主任医师、主任医师、教授及妇产科主任 2004 年 3 月—2011 年 3 月 四川大学华西第二医院妇产科主任，担任主任医师、教授 2011 年 3 月至今 重庆医科大学附属第二医院妇产科主任，担任主任医师、教授				
参加的学术组织及任职	中华医学会妇产科专业委员会第九届常委、第十届委员和中国医师协会妇产科专业委员会第一、二届常委，中华医学会妇科肿瘤专业委员会第一、二届委员，中国医师协会微无创医学专业委员会第一届委员会常务委员，中华药学会药物临床试验评价委员会委员，中国性学会性医学专业委员会副主任委员、妇科学组副组长，中华医学科技奖评审专家，国家食品与药品监督管理局 GCP 评审专家，中国光华科技基金会医学咨询委员，中华医学会妇产科感染学组成员，中华医学会妇产科女性盆底疾病学组成员，国家医学考试中心医师资格考试试题开发专家，重庆市医学会妇产科学专业委员会第五届委员会主任委员，重庆市性学会性医学专委会副主任委员，重庆市抗癌协会妇科肿瘤专委会副主任委员；《实用妇产科杂志》前任主编，《中华妇幼临床杂志》前任副主编，以及《中华妇产科学杂志》等杂志的编委。				
学术成就	现任重庆医科大学附属第二医院妇产科主任及教研室主任，重庆市妇科医疗质量控制中心主任，专业技术二级岗位，巴渝学者，享受国务院政府特殊津贴。作为重点学科学术带头人，先后获得欧盟课题 1 项、国家自然科学基金资助项目 5 项、中央财政补助其他重点疾病防治项目、国家十五攻关课题、四川省科技攻关课题、重庆市科委重点课题、重庆市卫生局重点课题、美国 CMB 中华医学基金会课题等 10 余项，主持及参加国家药监局新药临床试验 30 余项。获国家发明专利 1 项、新型实用专利 2 项，主编国家级教材教育出版社《妇产科学》、人卫社《图标妇产科学》、人卫社《临床药物治疗学》、江苏科技出版社《妇产科学》，主编、副主编专著 8 本，参编 11 本，国际国内发表学术论文 200 余篇，SCI 27 篇，国际会议交流发言 2 次。培养硕、博士研究生 60 余名。				

续表

专业特长	从事妇产科临床、科研、教学、管理工作近 30 年，具有坚实的基础理论知识和丰富的临床经验，对妇产科常见病疑难病诊治有精湛技艺和独到的见地，擅长妇科肿瘤的诊治和妇科内分泌、不孕症等各种疑难病症的处理，娴熟普通妇科及妇科肿瘤手术。尤其在陡脉冲对肿瘤的物理治疗等方面具有重大建树，优化了妇科肿瘤的多学科综合治疗方法，提高患者的治愈率和生存质量。
给患者的忠告	

唐均英

姓　名	唐均英	性　别	女	年　龄	49 岁
科　室	妇科	职　称	教授	现任职务	科主任
工作单位	重庆医科大学附属第一医院			联系电话	023 – 89011082
出门诊时间	周一上午、周三下午、周四上午			邮　箱	tjy168168@ sina. com
工作简历	1988 年 7 月至今　重庆医科大学附属第一医院妇产科工作 1988 年 8 月—1995 年 3 月　重庆医科大学附属第一院妇产科住院医师 1995 年 4 月—2001 年 11 月　重庆医科大学附属第一院妇产科主治医师 2001 年 12 月—2008 年 10 月　重庆医科大学附属第一院妇产科副主任医师/副教授 2008 年 11 月至今　重庆医科大学附属第一院妇产科主任医师、教授 2007 年 7 月　获得重庆医科大学博士学位 2002 年 3 月—6 月　广东佛山市第一医院进修三月 1997 年起多次参加全国及国际妇科内镜培训，2000 年开始多次参加全国及国际妇科内镜学术会议，参加每届中华医学会妇科内镜学组学术会议。				
参加的学术组织及任职	国家卫计委妇科四级内镜手术培训基地负责人 重庆医科大学附属第一医院妇科主任 妇科内镜中心主任 重庆市抗癌协会妇科肿瘤专委会副主任委员 中国医师协会妇产科医师分会第二届委员会妇产科专家委员会委员 重庆市医学会妇产科专业委员会第五届委员会妇科内分泌计划生育学组副组长 国家卫计委妇科内镜评审专家委员会委员 重庆市微创外科专委会委员 重庆市卫计委二类技术评审专家组组长				
学术成就	1988 年起在重医大附一院妇产科从事科研、教学和临床工作 26 余年。具有较深厚的医学理论基础和丰富的临床经验。主要研究方向：妇科肿瘤，炎症，子宫内膜异位症及各种妇科疑难病。1996 年开始至今一直从事妇科微创技术的临床和科研，完成妇科腹腔镜手术数千例。负责及参与 6 项研究课题，发表论文近 30 余篇，参编专著 2 部。				
专业特长	妇科内镜、妇科肿瘤				
给患者的忠告	医患合作，理性就医				

王　冬

姓　名	王冬	性　别	女	年　龄	45 岁
科　室	妇瘤科	职　称	主任医师	现任职务	科主任
工作单位	王冬			联系电话	023 – 65075617
出门诊时间	每周二上午			邮　箱	cqwindow120@163.com
工作简历	1992 年 7 月—1998 年 10 月　重庆市肿瘤医院　住院医师 1998 年 11 月—2005 年 10 月　重庆市肿瘤医院　主治医师 2005 年 11 月—2010 年 11 月　重庆市肿瘤医院　副主任医师 2010 年 12 月至今　重庆市肿瘤医院　主任医师 2006 年 4 月—2014 年 6 月　重庆市肿瘤医院　妇瘤科常务副主任 2014 年 7 月至今　重庆市肿瘤医院　妇瘤科主任				
参加的学术组织及任职	重庆市肿瘤医院妇瘤科主任 中华医学会妇科肿瘤专业委员会青年委员 中国抗癌协会妇科肿瘤专业委员会委员 重庆市医学会妇产科专委会委员 重庆生殖健康专委会委员 中国临床肿瘤协作组织会员 重庆医学杂志社编委				
学术成就	重庆市肿瘤医院妇瘤科主任。中华医学会妇科肿瘤专业委员会青年委员，中国抗癌协会妇科肿瘤专业委员会委员，重庆市医学会妇产科专委会委员，重庆生殖健康专委会委员，中国临床肿瘤协作组织会员，重庆医学杂志社编委。				
专业特长	从事肿瘤临床、科研及教学工作 20 年，擅长妇科肿瘤的手术、化疗、放疗及综合治疗。长期主持科室的科教研及行政管理等整体工作，宫颈癌专家联合会诊次席专家，致力于科室研究生的培养以及科室新技术的开展。				
给患者的忠告	真正把健康意识放到第一位；应意识到维护自身与他人健康，是每个公民的职责；尽可能避免或减少促癌因素；抓住"临界点/区域"，及时调整；防癌从自我的日常小事做起；学会释放或转化压力。				

梁志清

姓　名	梁志清	性　别	男	年　龄	50 岁
科　室	妇产科	职　称	主任医师	现任职务	科主任
工作单位	第三军医大学第一附属医院			联系电话	023－68754409
出门诊时间	周一上午、周四上午、周二下午			邮　箱	zhi.lzliang@gmail.com
工作简历	1988 年 1 月　第三军医大学一院普通外科医师 1992 年 12 月　第三军医大学一院普通外科主治医师、讲师 1997 年 7 月　第三军医大学一院妇产科主治医师、讲师 1998 年 11 月　第三军医大学一院妇产科副主任 2000 年 9 月　第三军医大学一院妇产科副主任医师 2001 年 3 月至今　第三军医大学一院妇产科主任 2005 年 1 月　英国帝国理工学院妇产科学系进修 6 个月				
参加的学术组织及任职	中华医学会妇产科分会常务委员 中华医学会妇科肿瘤学分会常务委员 中华医学会妇科内镜学组会委员 中国医师协会妇产科分会常务委员 中国人民解放军妇产科学会副主任委员 中国及亚太地区微创妇科肿瘤协会副主席 中华医学会重庆妇产科学会副主任委员				
学术成就	先后获中华医学一等奖 1 项、军队医疗成果一等奖 1 项、二等奖 1 项、重庆市科技进步二等奖 1 项；卫生部行业基金 1 项、国家科技部惠民计划项目 1 项、国家自然科学基金资助项目 9 项、国家"十·五"支持计划 9 项、国家"863"计划项目 3 项、重庆市科委攻关课题 2 项、总经费约 2300 万元；2003 获全国人口与计划生育科技工作先进个人称号；SCI 杂志发表文章 50 篇；主编专著 3 部、参编专著 10 部。				
专业特长	擅长于腹腔镜下各类妇科疾病的手术治疗，特别是恶性肿瘤的腹腔镜治疗；胎儿宫内治疗。				
给患者的忠告	患病后正确面对，调整好心态，相信医生、相信自己最重要。				

徐惠成

姓　名	徐惠成	性　别	男	年　龄	44 岁
科　室	妇产科	职　称	主任医师	现任职务	科副主任
工作单位	第三军医大学第一附属医院			联系电话	023－68765894
出门诊时间	周二上午、周四上午			邮　箱	541289314@qq.com
工作简历	1994 年 9 月—2000 年 9 月　第三军医大学第一附属医院妇产科住院医师 2000 年 9 月—2006 年 9 月　第三军医大学第一附属医院妇产科主治医师 2006 年 9 月—2012 年 9 月　第三军医大学第一附属医院妇产科副主任医师 2014 年 9 月至今　第三军医大学第一附属医院妇产科主任医师				
参加的学术组织及任职	中华医学会妇产科分会委员 中华医学会妇科肿瘤学分会青年委员 中华医学会妇科盆底学组会委员 中国医师协会妇产科分会委员 中国人民解放军妇产科学会委员 中国人民解放军妇产科学会内镜学组副组长兼秘书 中华医学会重庆妇产科学会委员 重庆市医学会微创分会副主任委员				
学术成就	一直工作在临床一线，刻苦钻研。目前主要方向是妇科微创手术和妇科盆底功能异常的诊治。能熟练进行妇产科各类疾病的诊治，先后开展了 10 余项新技术、新业务，在临床得到了很好应用，多项手术全国处于领先水平。个人年收治患者人数、年手术量连续数年居医院第一位。曾多次在全国性会议上手术表演。 　　在国内统计源期刊发表论著 30 多篇，发表 SCI 论文 8 篇，获中华医学一等奖 1 项、军队医疗成果一等奖（排名第二）、军队医疗成果二等奖（排名第三）和重庆市科技进步二等奖（排名第二）各 1 项。完成第三军医大学科研基金课题、重庆市应用基础课题各 1 项，校科研基金 1 项，获得国家自然科学基金 3 项。参与"十一·五"国家科技支撑计划重点项目的合作研究。2006 年、2007 年两次获得医院优秀青年技术岗位津贴。2007 年获得硕士研究生导师资格。2008 年入选重庆市第二届学术技术带头人后备人选；参编专著 5 部。				
专业特长	擅长于腹腔镜下各类妇科疾病的手术治疗，特别是女性盆底功能障碍性疾病的腹腔镜治疗。				
给患者的忠告	选择正规医院是治疗疾病的关键。				

（二）四川省

王 平

姓 名	王平	性 别	男	年 龄	49 岁
科 室	妇科	职 称	主任医师	现任职务	妇科主任
工作单位	四川大学华西二院			联系电话	028－85503349
出门诊时间	星期一、三上午			邮 箱	Wangping_ 886 @126. com
工作简历	1987 年 毕业于华西医科大学医学系，获医学学士学位，留校从事妇产科临床医疗、教学、科研工作至今 1995 年、1997 年 分获医学硕士及博士学位。历任妇产科住院医生、主治医生、副主任及主任医生 2006 年 在美国 USC 访问学者				
参加的学术组织及任职	中华妇科肿瘤分会宫颈癌学组成员 中华医学会四川分会肿瘤组副组长				
学术成就	参与 10 余项国家和省部级课题的研究。编写著作及教材 6 部，作为第一作者或通讯作者于 SCI、Medline 及核心期刊发表论文 50 余篇，获省部级科研奖 4 项。				
专业特长	妇科及妇科肿瘤。				
给患者的忠告	珍爱健康。				

尹如铁

姓　名	尹如铁	性　别	女	年　龄	46 岁
科　室	妇科	职　称	教授	现任职务	院长助理、妇科副主任、妇科肿瘤化疗病房主任
工作单位	四川大学华西第二医院			联系电话	028 – 85501259
出门诊时间	周一、四上午专家门诊；周四下午阴道镜			邮　箱	Yrtt2013@163.com
工作简历	1991 年毕业于华西医科大学临床医学院，留华西第二院妇产科从事临床、教学和科研工作至今，博士，硕士生导师，曾获国家留学生基金委资助在 University of Arizona 妇科肿瘤临床与病理科做访问学者。				
参加的学术组织及任职	曾任： 中华医学会妇科肿瘤学分会青年委员 现任： 中国生物医学工程靶向治疗专业委员会委员 四川省肿瘤多学科靶向治疗专业委员会委员 省中西医结合学会妇产科专业委员会委员 省化学治疗专业委员会委员 省药学会临床评价研究专业委员会委员 省医师协会肿瘤专业委员会委员 四川省学术和技术带头人、省卫生厅学术带头人 四川大学青年骨干教师 卫生部医疗质量万里行检查组专家 西南施法鉴定中心专家、卫生厅医疗事故鉴定专家 省妇产科质控中心专家 中华医学会妇科肿瘤专业委员会华西培训中心秘书 《西部医学》杂志编委 《华西医学》杂志审稿专家				
学术成就	发表论文 80 余篇，担任省科技厅公关项目、成都市科技局项目负责人、国内和国际临床试验及横向课题多项，所在研究小组《宫颈癌发病机理的系列研究》获四川省科技厅科技进步二等奖和中华医学科技三等奖，参加自然科学基金多项，主编、副主编、参编及翻译著作、教材多部/套。				
专业特长	妇科肿瘤的诊治。				
给患者的忠告	树立一颗战胜疾病的信心。 医患双方共同参与治疗计划。 三分病，七分养。 四大基石做保障：（良好习惯、合理膳食、养生保健、健康心理）。				

王丹青

姓 名	王丹青	性 别	女	年 龄	43 岁
科 室	妇产科	职 称	副教授	现任职务	/
工作单位	四川大学华西第二医院			联系电话	028 – 85501259
出门诊时间	周二上午			邮 箱	danqingwang@163.com
工作简历	1993 年 7 月 从泸州医学院临床医学系毕业，毕业后留泸州医学院附属医院妇产科工作 1999 年 9 月—2005 年 7 月 在四川大学临床医学院读硕士博士，毕业后留四川大学华西第二医院妇产科工作至今				
参加的学术组织及任职	四川肿瘤化疗姑息专委会委员 FIGO、CSCO、四川省中西医协会等会员				
学术成就	发表论文 30 余篇，负责四川省科技厅、四川省卫生厅、成都市科技局和横向课题项目，作为主研参加自然基金、省市级科研项目、横向课题及国际国内多中心临床实验多项。参编著作、教材多部/套。				
专业特长	主攻方向：妇科肿瘤化疗和生物治疗。				
给患者的忠告	珍爱生命，关心自己，定期筛查。				

李清丽

姓 名	李清丽	性 别	女	年 龄	40 岁
科 室	妇科	职 称	副主任医师	现任职务	/
工作单位	四川大学华西第二医院			联系电话	028 – 85501259
出门诊时间	每周四下午			邮 箱	liqingli73@163.com
工作简历	2000 年 7 月　毕业于华西医科大学临床医学院，获医学博士学位。留校从事妇产科临床、教学、科研工作至今 2010 年 12 月　定于四川大学华西第二医院肿瘤生物治疗与化疗中心工作 2012 年 1 月　获国家公派至美国 Tulane University 任访问学者一年。主要研究方向为妇科恶性肿瘤的化学治疗及生物治疗				
参加的学术组织及任职	CSCO 会员 FIGO 会员				
学术成就	负责及参与国家自然科学基金、四川省卫生厅、四川大学及横向科研课题 6 项；参与多项国际及全国多中心临床实验的科研工作。参与的课题分别获 2002 年四川省科学技术进步奖三等奖、2004 年四川省科学技术二等奖及 2006 年中华医学科技奖三等奖。历年来发表科研论文 10 余篇、参编书籍 3 本。				
专业特长	1. 妇科常见疾病的诊治。 2. 妇科恶性肿瘤的化学治疗与生物治疗。				
给患者的忠告	妇科恶性肿瘤是一种考验女性患者心灵、肉体和精神的疾病。积极乐观的心态会帮助患者重拾生活的信心和与疾病作斗争的勇气，使治疗疗效事半功倍；而消极悲观、焦虑的心理则会显著影响患者治疗的依从性，从而使疗效降低甚至治疗失败。相信科学，勇敢面对疾病！让我们医患共同努力，携手战胜病魔！				

（三）贵州省

陆安伟

姓　名	陆安伟	性　别	男	年　龄	47岁
科　室	妇科	职　称	主任医师	现任职务	妇科主任
工作单位	贵阳市妇幼保健院			联系电话	18685125921
出门诊时间	每周一全天 （上午8：00～12：00；下午2：00～6：00）			邮　箱	luanwei1115 @sina.com
工作简历	1988年—2002年　遵义医学院附属医院妇产科 2002年—2004年　福建省泉州市妇幼保健院妇科 2004年至今　贵阳市妇幼保健院妇科，现任科主任				
参加的学术组织及任职	国家卫生与计生委妇科内镜微创技术推广专家委员会副主任委员 中华医学会妇科内镜与微创学组委员 中国及亚太地区微创妇科肿瘤协会专家委员 贵州省妇科肿瘤学会副主任委员 贵州省妇产科学会常务委员 《中国实用妇科与产科杂志》、《中国计划生育与妇产科杂志》、《医学参考报》、《妇产与遗传》、《贵州医药》杂志编委 《中国微创外科杂志》通讯编委				
学术成就	曾获得贵州省科技进步三等奖1项，贵阳市优秀论文一等奖1项，三等奖1项。				
专业特长	在妇科微创手术治疗、盆底损伤修复手术及妇科恶性肿瘤的手术与化疗方面，积累了丰富的临床经验，在贵州省率先开展经阴道宫颈癌根治术、腹腔镜宫颈癌根治术、腹腔镜盆腔淋巴结清扫、腹腔镜腹股沟淋巴结等高难度手术，至今已经完成数百例腹腔镜宫颈癌根治术，取得了满意的治疗效果。并在贵州省率先完成早期宫颈癌保留生育能力的腹腔镜下淋巴结清扫术＋根治性宫颈切除术，已完成保留生育功能的广泛性宫颈切除术10余例，并有多例患者怀孕，1例患者术后成功分娩（为贵州省首例该类手术后分娩的病例）。曾多次在北京、广州、重庆、成都、杭州、福州、佛山、青岛、石家庄、贵州等地举办的学术会上进行专题讲座及手术表演。				
给患者的忠告	给患者提供及时、规范的肿瘤治疗，是医患双方共同的愿望。				

（四）云南省

杨谢兰

姓　名	杨谢兰	性　别	女	年　龄	43 岁
科　室	妇科	职　称	副主任医师	现任职务	无
工作单位	云南省肿瘤医院 （昆明医科大学第三附属医院）		联系电话	0871 - 68185656 - 2331	
出门诊时间	每周一下午			邮　箱	xielanyes@ sina. com
工作简历	1994 年 7 月—1995 年 7 月　云南省卫生厅扶贫队住院医师 1995 年 8 月—2001 年 8 月　云南省肿瘤医院妇瘤科住院医师 2001 年 9 月—2012 年 8 月　云南省肿瘤医院妇瘤科主治医师 2012 年 9 月至今　云南省肿瘤医院妇科副主任医师				
参加的学术组织及任职	云南省抗癌协会妇科肿瘤专业委员会委员				
学术成就	参与及负责国家自然科学基金、云南省教育厅、云南省卫生厅、联合专项等多项科研课题，先后在各种医学期刊发表论文 10 余篇。				
专业特长	从事妇科肿瘤工作 19 年，致力于妇科各常见肿瘤的诊断及手术、化疗、放疗等综合治疗，具有丰富的临床经验，擅长宫颈癌、卵巢癌及子宫内膜癌的临床诊治；可熟练进行开腹、腹腔镜及经阴道的妇科手术，熟练进行宫颈癌的根治性子宫切除及腹膜后淋巴结清扫、卵巢悬吊等术式。				
给患者的忠告	1. 宫颈癌可防可治，30 岁尤其是 35 岁以上女性，应该及时进行宫颈癌的筛查。 　　2. 确诊宫颈癌的女性，最好选择有资质的医院和专业的妇科肿瘤医师，进行规范化的诊治。 　　3. 乐观的心态有助于获得良好的社会支持。				

张红平

姓 名	张红平	性 别	女	年 龄	46 岁
科 室	妇瘤科	职 称	主任医师	现任职务	副主任
工作单位	昆明医科大学第三附属医院 （云南省肿瘤医院）			联系电话	0871 - 68185656 -2150
出门诊时间	每周三下午			邮 箱	kmzhp@ 126. com
工作简历	1991 年　毕业于昆明医学院临床医学系临床医学专业，获学士学位 1992 年　到昆明医科大学第三附属医院（云南省肿瘤医院）妇瘤科工作至今 2009 年　获妇产科学专业硕士学位 2012 年　晋升为主任医师 现为昆明医科大学第三附属医院（云南省肿瘤医院）妇瘤科行政副主任、主任医师、硕士生导师				
参加的学术组织及任职	云南省抗癌协会妇科肿瘤专业委员会副主任委员 昆明医科大学硕士生导师 昆明市医疗事故鉴定专家组成员 CSCO 会员 云南省女高级知识分子协会昆明医科大学分会会员 中国医师协会妇产科分会会员				
学术成就	熟练完成宫颈癌、宫颈残端癌、卵巢癌、子宫内膜癌和外阴癌根治术，腹主动脉旁淋巴结清扫。尤其擅长宫颈癌、宫颈残端癌的手术治疗。熟练掌握妇科恶性肿瘤化疗、放疗技术。发表专业论文 15 篇，北大核心期刊 5 篇，科技核心期刊 4 篇。主持科研课题 2 项，科研课题经费 15 余万元。参与课题获奖 3 项。				
专业特长	1. 熟练掌握妇科恶性肿瘤的诊治。 2. 对宫颈癌的手术、放疗、化疗及相关并发症的处理有较深入的研究。 3. 对妊娠滋养细胞疾病的诊断、处理有一定见解。				
给患者的忠告	宫颈癌是可防、治疗效果较好的常见妇科恶性肿瘤。高危型 HPV 感染是引起宫颈癌的必要因素。通过宫颈癌的筛查，可发现宫颈癌前病变及早期宫颈癌，经过成功的治疗，明显延长了宫颈癌患者的生存时间，极大提高了患者的生活质量。我们既不能"恐癌"，更不能无视自己身体发出的异常信号，如接触性出血等，早诊断、早治疗，希望在不远的将来，通过我们大家的共同努力，消灭宫颈癌不再是"世界梦、中国梦"！				

六、西北地区：陕西省、甘肃省、宁夏回族自治区、新疆维吾尔自治区、青海省

（一）陕西省

王　平

姓　名	王平	性　别	女	年　龄	53 岁
科　室	妇瘤科	职　称	教授	现任职务	科主任
工作单位	陕西省肿瘤医院			联系电话	029 – 85276139
出门诊时间	每周一次，详见医院网站			邮　箱	wangpingzqq @163.com
工作简历	1976 年—1977 年　长安县申店公社插队 1978 年—1983 年　西安医科大学上学 1983 年至今　陕西省肿瘤医院妇瘤科临床工作				
参加的学术组织及任职	中国抗癌协会妇科专业委员会委员 陕西省抗癌协会妇科肿瘤专业委员会副主委 陕西省医学会妇产科学会常委 妇科肿瘤分会常委 陕西省妇女健康促进会常务理事				
学术成就	长期从事医学临床科研工作。对妇科肿瘤的诊断、治疗、预防及普查积累了丰富的经验。陕西省妇科肿瘤诊疗中心主任。发表专业论文数十篇，并担任多家专业杂志编委。承担多项国家、省科研基金项目。				
专业特长	妇科肿瘤的放疗、手术、化疗和宫颈癌普查，早诊早治。				
给患者的忠告	宫颈癌是可以预防的，早诊断、早治疗是可以治愈的疾病。				

（二）甘肃省
张庆明

姓　名	张庆明	性　别	女	年　龄	51 岁
科　室	妇瘤科	职　称	主任医师	现任职务	科主任
工作单位	甘肃省肿瘤医院			联系电话	0931－2302881
出门诊时间	周一上午、周四下午			邮　箱	zhangqingming@ csco. org. cn
工作简历	1984 年 7 月　毕业于兰州医学院医疗系 1984 年 8 月—1998 年 1 月　甘肃省定西地区医院肿瘤外科临床工作 1998 年 1 月至今　甘肃省肿瘤医院妇科临床工作				
参加的学术组织及任职	中国抗癌协会妇科肿瘤专业委员会委员 中华医学会肿瘤专业委员会妇科肿瘤专业组组委 甘肃省抗癌协会妇科肿瘤专业委员会主任委员（拟、筹建中）				
学术成就	2004 年一项课题获甘肃省科技进步奖，名列第三。另一项获兰州市科技奖，名列第六。在定西地区医院时参加 1995～2005 年《国际大肠癌多中心治疗研究》。2004～2007 年以检查组组长身份参加比尔·盖茨基金的国际宫颈癌诊治项目—甘肃项目的实施。独自下乡完成项目后续的治疗和复查。该项目成果由中科院流行病教研室整理，成为 2010 年中国医学十大成果之一；并在《柳叶刀》、《国际肿瘤》等杂志发表文章。于 2007 年与中山大学生命学院合作，以《线粒体 DNA 变异与宫颈癌发生发展关系》申请了 2007 年度国家自然基金项目。作为合伙人，本人为第二。2008 年结题。为此有两篇文章分别发表在《国际医学病毒学杂志》和《国际生物化学联盟月刊》，本人名列第二。与影像科合作《超声造影在宫颈癌诊治中的应用研究》，获 2013 年年度甘肃省医学科技二等奖，另外本人为第一作者在国家级刊物、国家级（副刊）、省级各发表论文 1 片。多篇论文在学术会议上交流。在研课题 1 项。				
专业特长	有良好的肿瘤学及外科学基础，顾及肿瘤化疗及流行病学。在肿瘤规范化的基础上注重个体化选择。可以规范实施子宫广泛切除、盆腔淋巴结清扫术；卵巢癌全面探查分期及最大程度减瘤术；外阴癌根治术；盆底肿瘤切除术；复发卵巢癌再次减瘤术；保留生育能力的宫颈广泛切除及盆腔淋巴结清扫术等恶性肿瘤手术。可实施各种妇科良性肿瘤及病变的手术。手术具有广泛、规范、清晰、简洁、损伤轻、恢复快、并发症少的特点。特别是外阴癌采用新老兼备的有效措施，2/3 的伤口可以 I 期愈合；而且根据个体选择重建，可达到良好的外观及生理需要。规范所有妇科肿瘤的化疗。可恰当处理肿瘤治疗过程的伴发病、并发病及肿瘤急诊。在整个医疗过程中思路清晰，判断准确，技术娴熟。				
给患者的忠告	科学防癌治癌、轻松笑对人生。				

（三）宁夏回族自治区

商　莉

姓　名	商莉	性　别	女	年　龄	57 岁
科　室	妇产科	职　称	主任医师	现任职务	妇科主任
工作单位	宁夏回族自治区人民医院、丽人妇产医院			联系电话	0951－5033333 转 8233
出门诊时间	每周一至周五			邮　箱	Shangli614@ sina. com
工作简历	1982 年 12 月—1983 年 8 月　宁夏银川市第一人民医院外科医生 1983 年 6 月—2012 年 9 月　宁夏回族自治区人民医院妇产科医生、妇产科主任 2012 年 9 月至今　宁夏银川市丽人妇产医院妇产科医生，妇科主任				
参加的学术组织及任职	中华医学会妇科肿瘤分会第一届、第二届委员 宁夏医学会妇产科分会副主任委员 宁夏医学会围产医学分会副主任委员 宁夏医学会理事 宁夏计划生育委员会理事				
学术成就	2007 年及 2009 年分别两次获宁夏回族自治区科技进步三等奖。				
专业特长	妇科肿瘤的综合治疗。				
给患者的忠告	珍惜生命，关爱健康。让我们共同努力，做好宫颈癌的防治工作。				

（四）新疆维吾尔自治区

程静新

姓　名	程静新	性　别	女	年　龄	48 岁
科　室	妇科	职　称	主任医师教授	现任职务	科主任
工作单位	新疆医科大学肿瘤医院			联系电话	13899899061
出门诊时间	周二，周三上午专家门诊，周三下午特需门诊			邮　箱	13899899061@139.com
工作简历	1987 至今　新疆医科大学肿瘤医院妇科临床工作				
参加的学术组织及任职	中华医学会妇科肿瘤学分会委员 新疆医学会妇科肿瘤专业委员会代理主委 新疆科普专业委员会委员 全国宫颈癌防治协作组成员 《新疆医学》、《实用癌症杂志》、《实用妇产科杂志》编委				
学术成就	从事妇瘤专业 27 年，熟练掌握妇科肿瘤手术、化疗、放疗。熟练解决临床复杂问题。在新疆地区妇科肿瘤领域有较高知名度，在全国妇瘤领域有一定知名度。乌鲁木齐市人才工程重点培养对象，博士生导师，肿瘤医院妇科首席专家，新疆医科大学肿瘤研究所宫颈癌诊疗中心主任，新疆维吾尔自治区宫颈癌筛查及诊疗质控中心主任。为自治区科技成果鉴定专家，自治区继续医学教育项目评审专家，自治区医疗事故鉴定专家。在研科研课题多项，其中国家自然科学基金课题 1 项；自治区科技进步奖 1 项。				
专业特长	1. 各类妇科肿瘤手术。 2. 妇科良、恶性肿瘤腹腔镜手术。 3. 宫颈癌早期预警。 4. 局部晚期宫颈癌化疗加手术。				
给患者的忠告	心态决定一切，经历就是财富。				

七、东北地区：黑龙江省、吉林省、辽宁省

（一）黑龙江省
张广美

姓　名	张广美	性　别	女	年　龄	47 岁
科　室	妇科	职　称	主任医师、教授	现任职务	妇科主任、妇科二病房主任
工作单位	哈尔滨医科大学附属第一医院			联系电话	0451 - 85555910
出门诊时间	每周五上午			邮　箱	guangmeizhang@126.com
工作简历	1990 年 6 月—2002 年 8 月　黑龙江中医药大学附属二院工作 2005 年 6 月—至今　哈尔滨医科大学附属第一医院工作 2010 年 7 月—至今　哈尔滨医科大学附属一院妇产科教研室副主任 2011 年 6 月—至今　哈尔滨医科大学附属一院妇科二病房主任 2013 年 12 月—至今　哈尔滨医科大学附属第一医院妇科　主任				
参加的学术组织及任职	中华医学会肿瘤学分会妇科肿瘤专业学组委员 黑龙江省医学会妇产科分会盆底泌尿学组组长 黑龙江省医学会计划生育专业委员会副主任委员 黑龙江省抗癌协会妇科肿瘤专业委员会青年委员会副主任委员 黑龙江省医学会中西医结合妇产科专业委员会副主任委员 黑龙江省医学会中西医结合肿瘤专业委员会副主任委员 中国性医学专业委员会委员 黑龙江省医学会妇产科专业委员会委员 黑龙江省医师协会妇产科专业委员会委员 黑龙江省医学会肿瘤分会妇科肿瘤学组委员 黑龙江省医学肿瘤分会肿瘤微创外科学组妇科分组委员				
学术成就	主持完成国家级项目 5 项（973 前期专项课题 1 项、国家自然科学基金课题 2 项、国家"十一·五"支撑计划子课题 2 项）参加 863 计划 1 项、主持完成省部级项目 4 项（中国博士点基金 1 项、黑龙江省自然科学基金重点项目 1 项、中国博士后科学资助基金 1 项、黑龙江省政府博士后启动基金 1 项）。获黑龙江省自然科学一等奖 1 项、黑龙江省政府科技进步二等奖 4 项、中华中医药学会科技进步三等奖 1 项、黑龙江省政府科技进步三等奖 3 项。主编、参编专著 6 部，在国家级刊物上发表论文 59 篇，SCI 收录文章 18 篇。2013 年获黑龙江省人民政府特殊津贴。黑龙江省重点学科后备带头人，院优秀科研工作者和优秀教师。				

专业特长	擅长妇科肿瘤、子宫内膜异位症等妇科疾病的诊断、治疗和腹腔镜、宫腔镜下妇科常见疾病的微创手术以及妇科恶性肿瘤的综合治疗；在省内率先开展盆底功能重建手术；擅长利用中西医结合的方法治疗妇科常见内分泌疾病；在省内外妇科领域有较高声誉。
给患者的忠告	治疗妇科肿瘤的关键在于早期发现、早期治疗。宫颈癌与 HPV 感染有密切关系，所以说是可控、可防的。目前，宫颈癌的筛查技术已经比较成熟，建议已婚女性每年常规妇科体检，进行宫颈癌筛查，发现有 HPV 感染者要积极治疗，定期复查。除此之外，要养成良好的生活习惯、注意个人卫生、洁身自好、不吸烟、不嗜酒。已经发现癌前病变的患者，要积极治疗、随诊。

娄 阁

姓　名	娄阁	性　别	男	年　龄	48 岁
科　室	妇科	职　称	主任医师	现任职务	教研室主任、科主任
工作单位	哈尔滨医科大学附属肿瘤医院			联系电话	0451 - 86298303
出门诊时间	每周二上午			邮　箱	dr - louge@ 163. com
工作简历	1989 年 7 月—1992 年 9 月　哈尔滨医科大学第三临床医学院妇科住院医师 1992 年 9 月—1995 年 9 月　哈尔滨医科大学第三临床医学院妇科主治医师 1995 年 9 月—1998 年 7 月　哈尔滨医科大学第三临床医学院妇科副主任医师、副教授 1999 年 9 月—2000 年 9 月　美国乔治城大学医学中心访问学者 2001 年 2 月—2004 年 2 月　哈尔滨医科大学第三临床医学院妇科主任医师、教授、教研室副主任、硕士研究生导师 2004 年 3 月至今　哈尔滨医科大学第三临床医学院妇科教研室主任、妇科主任；妇科一病房主任、博士研究生导师、硕士研究生导师				
参加的学术组织及任职	国家级： 中国抗癌协会妇科肿瘤专业委员会委员 中华医学会妇产科学专业委员会委员 中国性学会性医学专业委员会委员 中国医师协会内镜医师分会妇科内镜与微创专业委员会委员 中华医学会妇科肿瘤学分会肿瘤医师培训诊治东北分中心副主任 中国康复医学会创伤康复专业委员会常务委员 中国抗癌协会肿瘤临床化疗专业委员会委员 国际妇产科联盟会员 全国近距离放射治疗协作组委员 省级： 黑龙江省抗癌协会妇科肿瘤专业委员会主任委员 黑龙江省医师协会妇产科学专业委员会副主任委员 黑龙江省医师协会妇科腔镜专业委员会副主任委员 黑龙江省医师协会理事会理事 黑龙江省医学会肿瘤分会肿瘤微创外科学组妇科分组组长 黑龙江省医学会肿瘤分会妇科肿瘤研究学组组长 黑龙江省中西医结合妇科专业委员会常委 黑龙江省抗癌协会肿瘤生物治疗委员会委员 黑龙江省康复和伤残医学专业委员会委员 黑龙江省抗癌协会肉瘤委员会委员 黑龙江省委保健委员会干部保健专家 浙江省自然科学基金委员会委员				

参加的学术组织及任职	天津市自然科学基金委员会委员 国家自然科学基金一审评审专家 市级： 哈尔滨医学会妇产科专业委员会副主任委员 哈尔滨市医学会妇科内镜专业委员会副主任委员 哈尔滨市医学会医疗事故技术鉴定专家库成员 鸡西市人民医院医疗集团医学顾问 主要期刊杂志任职： 《中国实用妇科与产科杂志》编委会特约编委 《中国妇产科临床杂志》中青年审稿专家 《现代妇产科进展》杂志编委会委员 《实用肿瘤学杂志》特约审稿专家 《中华医学研究杂志》常务编委
学术成就	已培养研究生42名，其中博士研究生9名。共主持承担课题21项，在研课题经费288万元；其中国家自然科学基金委员会基金1项，省杰出青年基金1项，吴阶平医学基金会基金1项；卫生部基金1项；中华医学会1项；教育部2项；省自然1项；省攻关3项；省教育厅5项；省卫生厅1项；市科委3项；与北京中科院合作项目1项。 获省政府科技进步奖4项，其他科技奖10项；获省医疗新技术奖17项。发表著作《人体解剖与组织胚胎学》、《卵巢恶性肿瘤诊断治疗新进展》两部。共发表论文90余篇，其中国家级论文60余篇，发表SCI通讯作者文章27篇，且单篇影响因子最高5.481。 获得重要荣誉： 1. 2013年获聘龙江学者特聘教授。 2. 2012年获哈医大"三育人"先进个人光荣称号；2011年度哈尔滨医科大学优秀科研工作者"称号。 3. 2011年获"黑龙江省五一劳动奖章"。 4. 2010年获"黑龙江省德艺双馨省级名医"荣誉称号；获"2010年度哈尔滨医科大学优秀科研工作着"称号。 5. 2009年获省教育系统师德建设"十佳标兵"；获"2009年度哈尔滨医科大学优秀教师称号"。 6. 2008年被评为"黑龙江省卫生系统有突出贡献中青年青年专家"。

专业特长	从事肿瘤妇科医疗、教学、科研工作 25 年，对医疗技术博采众长，精益求精，具有坚实的理论基础、丰富的临床经验、高超的诊断治疗水平。尤其对妇科腹腔镜、宫腔镜等微创技术及恶性肿瘤的标准化治疗造诣颇深，精于宫颈癌、卵巢癌、子宫体癌、妊娠滋养细胞肿瘤、外阴癌等诊治。 　　率先在黑龙江省内开展妇科恶性肿瘤微创手术，现已开展腹腔镜下宫颈癌根治术，腹腔镜下系统保留盆底神经的宫颈癌根治术，腹腔镜下子宫内膜癌、卵巢癌全面分期手术等难度较高手术，居国内领先地位。
给患者的忠告	宫颈癌并非那么可怕。宫颈癌的发生需要经历漫长的过程，一般平均需要十年的时间。关键的问题是普及筛查，及时阻断，及早诊断及早治疗。人类最终有一天会消灭宫颈癌。发现癌症之后，更应正确面对，保持良好的精神状态，积极配合医生采用规范化治疗程序和个体化治疗方法。宫颈癌是可以战胜的。

（二）吉林省

高春英

姓　名	高春英	性　别	女	年　龄	52 岁
科　室	妇瘤一科	职　称	主任医师	现任职务	科主任
工作单位	吉林省肿瘤医院			联系电话	0431 – 85873139
出门诊时间	周一上午			邮　箱	gcy1@163.com
工作简历	1985 年　毕业于白求恩医科大学分配到吉林省肿瘤医院妇瘤科，从事妇科肿瘤工作 29 年 2005 年　吉林省肿瘤医院妇瘤科主任医师 2006 年至今　吉林省肿瘤医院妇瘤科主任				
参加的学术组织及任职	中国抗癌协会妇科肿瘤专业委员会委员 中华医学会肿瘤学分会妇科学组委员 吉林省抗癌协会妇科肿瘤专业委员会主任委员 吉林省中医药学会妇科专业委员会副主任委员 吉林省抗癌协会理事 吉林省医学会妇产科分会常委 吉林省医师学会肿瘤分会常委 长春市医学会妇产科分会委员 省市医疗事故鉴定专家等职				
学术成就	先后撰写了《妇科常见病诊断与治疗》、《妇科炎症与肿瘤——诊断与治疗》、《青春期性教育》、《肿瘤诊断与康复》等 4 部专业学术论著，发表学术论文 30 余篇，承担和参与科研课题 4 项。				
专业特长	擅长妇科肿瘤的手术、放疗及化疗，在宫颈癌、卵巢癌、子宫内膜癌及滋养细胞肿瘤的诊断、治疗方面尤有建树，能规范化、个体化选择手术方式如开腹、阴式及腹腔镜，擅长复杂的妇科手术，如宫颈癌根治术、盆腔淋巴结清扫术、卵巢癌根治术、外阴癌根治术、腹腔镜手术等，能有机的结合放、化疗与手术治疗，因人施治，使卵巢癌腹水的患者、宫颈癌局部晚期的患者得到最佳的治疗，尤其对滋养细胞肿瘤患者如恶性葡萄胎、绒癌的治疗，有独到之处。				
给患者的忠告	肿瘤并不可怕，尤其可以预防的肿瘤，比如宫颈癌。早期发现、规范治疗是治愈肿瘤的最佳方式。				

（三）辽宁省

张　新

姓　名	张新	性　别	女	年　龄	49 岁
科　室	妇一科	职　称	主任医师	现任职务	妇科副主任、妇一科病房主任
工作单位	辽宁省肿瘤医院			联系电话	024 – 31916273
出门诊时间	周一上午			邮　箱	zhangxiangmiao @ hotmail. com
工作简历	1988 至今　辽宁省肿瘤医院妇科主任医师、教授 2003 年—2004 年美国 MD. Anderson 癌中心				
参加的学术组织及任职	2011 年 6 月至今　中国抗癌协会妇科肿瘤专业委员会委员 2012 年 7 月至今　中国医师协会妇产科医师分会妇科专家委员会委员 2012 年 6 月至今　辽宁省医学会妇产科学分会副主任委员 2010 年至今　辽宁省抗癌协会妇科内镜专业委员会主任委员 2010 年至今　沈阳医学会第七届妇产科分会副主任委员 2013 年至今　辽宁中医药学会妇科专业委员会委员 2005 年至今　国外医学妇产科分册（国际妇产科学杂志）编委 2005 年至今　中国实用妇科与产科杂志编委				
学术成就	张新，博士，硕士生导师，2002 年任妇科副主任，现任妇一病房主任。2009 年获辽宁省"百千万人才工程"百层次人才称号。已完成省级课题 2 项：宫颈癌同步放、化疗的疗效研究；保留盆腔自主神经的宫颈癌根治术的临床可行性研究。主持市级课题 1 项：宫颈癌 IER5 基因表达与临床疗效相关性的研究。作为第一作者及通讯作者发表 SCI 论文 1 篇，在国内发表论文 23 篇。已培养硕士研究生（毕业）12 名。 　　大学毕业即在肿瘤医院做妇科肿瘤的临床及科研工作，对妇科肿瘤的诊断与治疗有较丰富的经验。"恶性滋养细胞肿瘤的预后评价与治疗选择"获省科学技术成果。2011 年作为中国代表在第 6 届 AAGL 国际妇科微创大会发言。2012 年作为辽宁省抗癌协会妇科内镜委员会主任委员成功主办了东三省 200 余名代表参会的妇科内镜大会。				
专业特长	妇科肿瘤诊断治疗。				
给患者的忠告	发现肿瘤后，应及时进行规范化诊断和治疗。				

董晓红

姓　名	董晓红	性　别	女	年　龄	45 岁
科　室	妇科	职　称	主任医师	现任职务	主任
工作单位	大连市友谊医院			联系电话	13387887371
出门诊时间	每周二上午			邮　箱	Dongxiaohong1225 @163.com
工作简历	1992 年 9 月—2009 年 8 月　大连市第三人民医院妇科临床工作 2009 年 8 月至今　大连市友谊医院妇科临床工作				
参加的学术组织及任职	大连市医学会妇产分会副主任委员 辽宁省医学会妇产分会生殖内分泌学组成员 辽宁省医学会妇产分会腔镜学组成员				
学术成就					
专业特长	妇科恶性肿瘤规范诊治及个体化治疗。				
给患者的忠告	增强免疫力早期筛查早期诊治规范治疗。